西方哲学大师经典精粹

【德】弗里德里希·威廉·尼采
著

刘家庆
译

尼采
的唯意志论哲学

Friedrich Wilhelm Nietzsche

我的心灵咒语

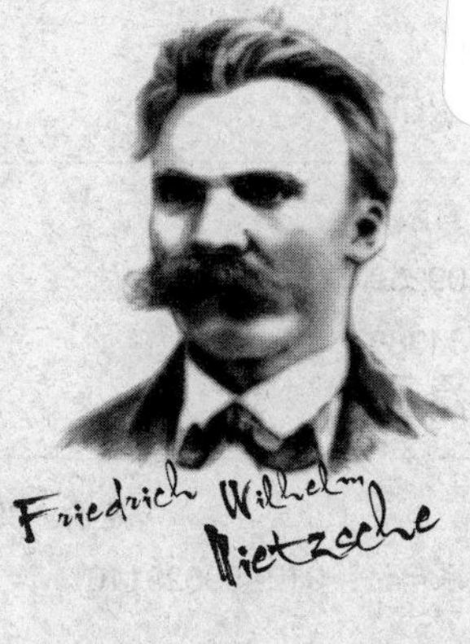

吉林出版集团股份有限公司

图书在版编目（CIP）数据

尼采：我的心灵咒语 /（德）弗里德里希·威廉·尼采著；刘家庆译 .— 长春：吉林出版集团股份有限公司，2018.3

ISBN 978-7-5581-4639-8

Ⅰ.①尼… Ⅱ.①弗… ②刘… Ⅲ.①尼采（Nietzsche, Friedrich Wilhelm 1844-1900）—哲学思想 Ⅳ.① B516.47

中国版本图书馆 CIP 数据核字（2018）第 008551 号

尼采：我的心灵咒语

著　　者　［德］弗里德里希·威廉·尼采
译　　者　刘家庆
责任编辑　齐　琳　史俊南
封面设计　颜　森
开　　本　710mm×1000mm　1/16
字　　数　100 千字
印　　张　14
版　　次　2018 年 8 月第 1 版
印　　次　2022 年 10 月第 2 次印刷

出　　版　吉林出版集团股份有限公司
电　　话　总编办：010-63109269
　　　　　发行部：010-69584388
印　　刷　三河市悦鑫印务有限公司

ISBN 978-7-5581-4639-8　　定价：39.80 元
如出现印装质量问题，调换联系电话：010-59625116

从不同的道路和方式我达到了我的真理，我不愿向别人问我自己的路，我的所有的路程都是一种探求，是一种磨炼，真的自己必须学习回答这样的探问。

——尼采

前 言

尼采是德国19世纪著名的哲学家，被认为是西方现代哲学的开创者。尼采既有哲学家的深邃洞见，又有诗人的澎湃激情，对后世哲学的发展影响极大，萧伯纳、弗洛伊德、加缪、萨特、海德格尔等深受他的影响。他的主要著作有《查拉图斯特拉如是说》《道德的谱系》《善恶的彼岸》等。

1889年，长期不被人理解处于孤独之中的尼采精神崩溃，他先是住进了医院，第二年被母亲接到家中照料。母亲去世后，尼采被妹妹伊丽莎白·福尔斯特·尼采接到自己家中，在妹妹的照料下，尼采活到了1900年。

在尼采看来，哲学思索就是生活，生活就是哲学思索。因此，尼采并没有建立什么庞大的哲学体系，他只写散文、格言、警句。凭借神奇的想象力，通过人生痛苦与欢乐的直接感悟，给了人类新的信仰和希望。尼采认为，在资本主义社会里，尽管物质财富日益增多，但人们并没有得到真正的自由和幸福。僵死的道德说教压抑了人的个性，使人们失去了自由思想的激情和创造文化的冲动。这是现代文明的病症，其根源是生命本能的萎缩。

尼采从叔本华那里得到启示，指出世界的本体是生命意志。他指出，要医治现代疾病，首先必须恢复人的生命本能，并赋予它一个新的灵魂，对人生意义做出新的解释。

要全面了解尼采，就必须阅读《查拉图斯特拉如是说》。该书以散文诗体写就，以振聋发聩的真知灼见和横空出世的警世格言宣讲“超人哲学”和“权力意志”。作者用如诗如歌的语言，道出了对人生中痛苦、欢乐等的深邃体悟。“超人”是尼采追求的理想目标和人生境界。尼采对现代人、现代生活感到很失望，他梦想改善人，造就新的人，这就是“超人”。简单地说，“超人”即是指人的自我超越。

尼采曾说，“我的理论是为一百年后的我的读者准备的”。在我们面对人生挫折而不知如何坚定世界观时，在我们面对命运变数而不知如何从容应对时，尼采的思想对我们有很大的帮助。

目　录

快乐的智慧

查拉图斯特拉如是说

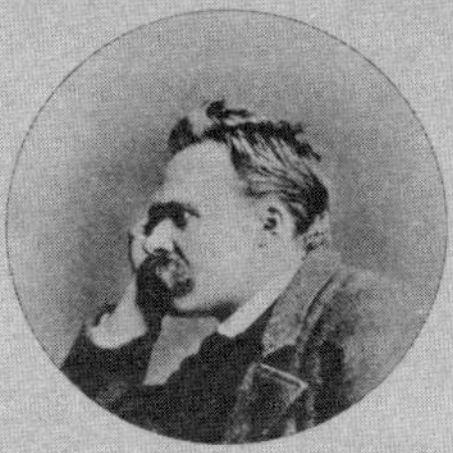

快乐的智慧

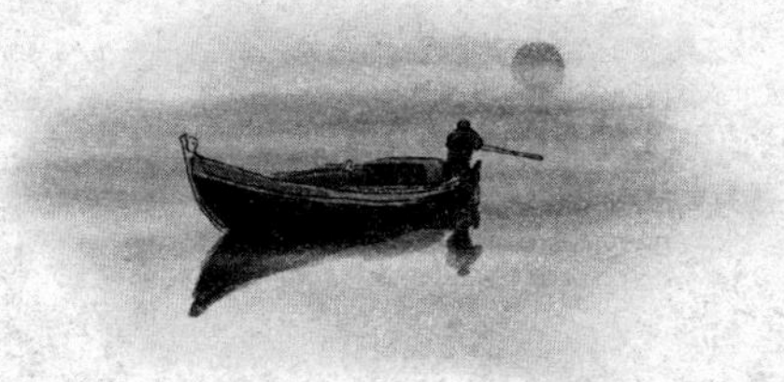

相信生命中的理性

在我看来，不管我以哪种眼光看人，或善或恶，所有人都犯了相同的错误：刻意保护人类。当然，这并非出自对人类同胞的爱的高尚情操，只不过在我们身上再也找不到比这本能更根深蒂固、更冷酷无情和更不可征服的东西。这就是我们人类的本质。虽然我们早已用苛刻的眼光看待左邻右舍，判断他们是友善的还是居心不良的，对我们有利还是有害。但是当我们花费大把时间探究这个问题时，又不敢确定判断标准是否正确，因此最后只能不了了之。事实上，即使是最邪恶的人，或许在某种情况下也会去保护人类，因为他要保护自己。

仇恨常常引发贪婪、野心及其他邪恶的东西，它作为保护人类的一项制度，其实相当浪费且非常愚昧。但不管怎样，它证明了人类得以生存至现在。亲爱的朋友们，我不知道我们能否活到那一天——目睹人类社会难以想象的、非常严重的不利处境，要知道这连万能的上帝也无法挽救。

“生命是应该被热爱的，为了……；人做事应该有益于自己和邻人，为了……”所有的“应该”和“为了”暗示了一切，甚至将来。这些是没有经过构思、不自觉发生的行为。为了使其成为有构想而且由理性支配的，伦理学家告诉我们，他要做存在客体的导师。

人已经逐渐变成一种耽于空想的动物，但是我们必须要践行更多的存在状况，必须了解自己存在的原因及意义。若是不对生命产生信心、相信生命中的理性，人类也不可能如此繁盛。因此，你们了解我吗？亲爱的朋友们，我们将会有属于我们自己的时代！

如沙漠般荒凉的心

我经常重复同样的行为，重复同样的经历，但心里却试图去努力抵制它。虽然如此，我却对这种行为产生怀疑，要知道大多数人都缺乏知性和良知。有时，我常常感到，当一个人在请求时，即便他身处繁华大都市，看起来也像在荒无人烟的沙漠里一样孤独。每个人都用异样的眼光打量你，并且用他们的评价标准来告诉你什么是好的，什么是坏的。当你指出他们的评价标准值得商榷时，没有人会因此感到羞愧，也没有人对你表示愤怒，或许他们只是对你的怀疑付之一笑。其实，大多数人都不介意你的怀疑，因为他们不需要了解你赞成或反对的理由，这些理由不会给他们带来困惑。即使是最聪明的男人和最高贵的女人，他们也常在“大多数人”之中。但是，对我来说，善良、高雅和天才不算什么。倘若在一个人的信仰和判断中，他的这些美德有丝毫的懈怠，并且，他不能坚持那份内心深处最确切的需求，那么就可以由此看出一个人的高低了。

从一些虔诚的人身上我看到了他们应被嫌恶的理由，并由此对待他们。其实，他们败坏的知性和良知会以同样的态度背叛他们自己。但是从重复一致的论调考虑，不去追问，且欣赏接受问题而不嫌弃提问题的人，这就是我所认为的不耻。同时，这也是我在每个人身上首先要找的情境。生活中，有些人总是在努力说服我，希望我明白只要是人，就会有这种情感。

我想这就是我与他们的区别所在，是我特殊的“不正当的风格”吧！

高贵是一种能力

在卑贱的人看来，一切高贵的、高尚的情操都不值得相信。他们无法理解，一个人怎么会愿意处在不利的地位，怎么会希望遭遇不利的境况，要知道所有事情的背后都是自私的意图和报酬。如果这些人真这样想，只能说明他们的头脑出了问题。随即，卑贱的人露出轻蔑的表情。

比卑贱的人高贵一点便更显得无理性。因为高贵、宽容和自我牺牲的人事实上都经不起他自身的刺激，特别是当他处于巅峰状态时，他的理性几乎为零。例如，一只动物它会冒着生命危险去保护它的幼仔，或者在交配季节跟随异性艰难旅行，毫不顾忌危险与死亡。这时，它将所有的注意力集中在幼仔和异性身上，理性暂时终止。

高贵一点的人在尝试特殊的事情时，他们的价值标准会和一般人不一样。但在特殊的尝试中，大部分的信仰仍无异于常人的价值标准，他们还是希望自己信仰的价值标准与一般人的一样明确。如此一来他就变成不可理解和不切实际。这些人很少依靠理智与一般人相处，因为他们深信自己具有隐藏在每一个人身上的“激情”，而且他们对此信念极为热衷并为之大力辩护。倘若这些人不了解自己本身很特殊，则无法了解卑贱的人，也无法正确评价一般人。这也是他们常常认为人类愚昧的原因所在。这正是高贵的人的最大缺点。

每块土地最后都会干涸

迄今为止，最强的人和最坏的人一直引领着人类，走在人类的最前端。他们总是能使沉睡的人们再度充满热情（井然有序的社会会浇灭人们的热情），他们鼓励人们要有反省精神、冒险精神、创新精神。他们迫使人们提出一种新观点来对抗另外的观点，提出新的理想计划去对抗另一个理想计划，使用权力倾覆界碑，甚至用新的道德。但同样的“弱点”依旧存在于每个新的导师身上，别忘了，新的事物往往使征服者声名狼藉，虽然它会使自身显得更精练。

不管怎样，新事物总在企图克服邪恶的环境中产生，它试图去倾覆旧有的界碑。每个时代的人都会受到旧思想的影响，认为只有旧的才是好的，并因此孕育出思想成果。不可否认，这些人也是时代精神的耕耘者。但每块土地最后都会变得干涸，而且邪恶的犁头也会一再光顾。

现在，社会上盛行一种道德理论，虽然它犯了根本性的错误，但十分著名，风靡英国。该理论认为，判断善与恶的标准是它的得当与否的经验积累。所谓善就是能保护人类的，所谓恶就是不利于人类的。但事实上，“恶”所带来的影响，在某种程度上与“善”一样，只是作用不同罢了。

最高尚的卑屈

人们总是企图影响并支配别人，并为此不断使用最强烈的字眼和语调，表现出最动人的风度。但这些都无济于事。政治革命家、社会主义者、基督教或非基督教的传教士，他们经常提到责任，且是具有绝对性质的责任，他们认为没有责任的人就没有感伤的权利。其实，他们就是想要劝诫不可避免的道德哲学，或者同化其他宗教。

他们渴望得到人们的绝对信任，但首先要绝对相信自己。于是，他们的追随者便会乐于宣讲他们自己。这里就会产生道德启蒙运动和怀疑论的劲敌，但数量不多。另外，在以利益诱导服从的地方，这样的对手相当多，即便争论和荣誉都在阻止它。当一个人想成为一个君主或一个党派、组织，甚至某财团的工具时，他会感到羞耻，希望自己只是个工具而已，或者在自己和大众面前如此。这种人需要任何时刻都能诉求的感伤性原则，即“应该”原则。一个人不必为服从自己感到羞愧，而且还得表现出自己是受支配的。事实上，最高尚的卑屈不可避免，那些将责任的绝对性质抽掉的人才是真正的敌人。

思考的力量

思考已失去了它外在形式上的尊严，很多人认真严谨地思考却被当成嘲笑的对象，而且人们也不再羡慕、崇拜一个古老智者的形象。

生活中我们走在路上，或者处理各种纷繁复杂的事物，甚至是最重要的事情时，我们都在进行思考。有时，我们需要一些时间，哪怕是片刻的宁静。

我们的脑子里好像有一部永动机，即使在不如意的情况下也依然运转。从前，这种情况只会发生在一个人需要处理某件事的情况下，并且他会意识到自己在思考。但现在，他为了使自己变得更加聪明，集中注意力思考，他会停下脚步，表情凝重，看上去像个祈祷者。当思考深入时，他会“毫无知觉”地在街上站立几个钟头（单脚独立或双脚并拢）。

这是一件多么有意义的事！

意识是成长的惊喜

在人类与生俱来的所有禀赋中，意识是最晚也是最近发展起来的，因此，相比其他禀赋，意识显得粗略且没有力量。意识产生出无数的错误，诚如荷马所说："不在乎命运。"它常常导致一只动物或一个人比预期的还要提前崩溃。倘若不是强有力的本能在进行保护，只单纯地运用意识，人类必定会走向崩溃和毁灭，甚至早于人类所设想的时间。

一个尚在成形阶段、不成熟的机能对有机生物是危险的，假如它本身可以完全压制一切。意识就是这样完全压制着一切。人们认为这就是人的精髓，是人身上最原始、最持久不变的东西。它是既定的，没有成长与间歇性，是有机生物的单独个体。其实，这是对意识可笑的解读。

起初人们相信他们已经操控了意识，因为他们在获得意识时并没有给自身带来麻烦，但现在完全不同了。在人类看来，一个新问题正在产生，即使知识在我们身上具体化并成为一种本能。迄今为止，唯有那些了解只有错误才在我们身上具体化，而我们所有的意识都与这个错误有关联的人，才能看清这个问题。

学问让我们欣然安睡

学问的终极目的是什么？是否就是创造尽可能多的快乐和尽可能少的痛苦？如果快乐和痛苦紧密相连，那么它们两者之一达到极致会对另一方造成什么样的影响？要体验最大的快乐，则必须有承受最大的悲痛的准备。也许就是这样吧！至少画廊学派认为如此，他们一向主张将快乐减到最低程度，这样可使生命中的痛苦也减到最低程度。（有一个人用“贞洁者就是最快乐的”这样的话来表达其看法，就像学校的布告栏给学生看的一样，这个复杂问题还是留给灵巧的人。）

现在我们有两种选择：一种是在短暂无痛苦中尽可能少体验痛苦（毕竟所有的政治家都不会公开向人民保证人生没有痛苦）；另一种是尽可能多体验痛苦，这是一种成长的代价，为了很少体验的高尚欢乐与享受。如果你选择前者，你在把承受痛苦的能力压制并减到最低点的同时，也把承受欢乐的能力压制并减到最低点了。

事实上，我们可以利用学问将两者的目标向前推进。我们现在还不十分清楚学问是否有能力阻止人们去享受快乐，学问使人更冷静、更庄重、更能克制自己。但是，学问很可能成为最大的痛苦制造者！——不过，也许我们会同时发现它的另一面：它有能力让我们找到另一个新的欢乐的世界！

痛苦比快乐更让人易于感受

根据自己的好恶，我们常将力量作用在他人身上，期望造成有利或有害的结果。对有害的结果而言，我们必须竭尽全力使对方感觉受到伤害，因为痛苦比快乐更让人易于感受。快乐只贪图眼前的一切，但痛苦却要寻根究底。就有利结果而言，我们要善待那些追随我们、信赖我们的人。我们在增强他们的力量的同时，也等于在为自己增加力量，因为那些人已习惯将我们看作他们存在的理由。或者我们要让他们明白，这种优势在于我们的力量。如此，他们会更加信赖我们，且与我们的力量之敌进行战斗。

不管我们为哪种行为做出牺牲，或行善或行恶，其基本价值不变，哪怕是为了正当的理由而牺牲，例如为了教会的殉道者。在某种程度上，如渴望我们的力量，或是为了保护我们的力量，它确实是一种牺牲。处在这种情形下的人会认为自己获得了真理，以此为信念，他们会防止更多的“获得”流失。其实，当我们行恶时极少能体验到快乐，这种纯粹的快乐只有在行善时才能得到。这正是我们缺乏力量的证明。或许因为自身的这个缺点，报复、轻蔑、惩罚和挫败的气氛使我们的眼界变得很阴沉。也只有那些怀疑力量意识并渴望得到它的人才会在反抗的人身上盖上力量的印记。对他们来说，那些把被征服的人视为需要施舍的人，是一种负担和麻烦。人们时常问自己，我们如何寻找适合自己的生活？其实，这和尝试有关。也许有的人喜欢慢慢适应，有的人就随遇而安。每个人只有根据自己的性情才能找到属于自己的生活方式。

对高傲的人来说，轻易获得的战利品就失去了其价值，他们认为只有精神没有崩溃的人才配得上当他们的敌人。同样，当遇到棘手的对手时，他们会全力以赴。也许，这些人并不值得他们如此拼搏，他们只不过想借此机会向与他们抗衡的人表现自己的谦恭殷勤。对他们来说，只要有表现的机会，拼搏在任何情况下都值得骄傲。我相信，未来这样的人会使自己习惯向别人表现自己谦卑有礼的风度。而对那些真正谦卑且不渴求征服的人来说，同情是一种十分愉悦的感觉。当然，那些轻易得来的战利品——受难者，也算一件很迷人的东西。

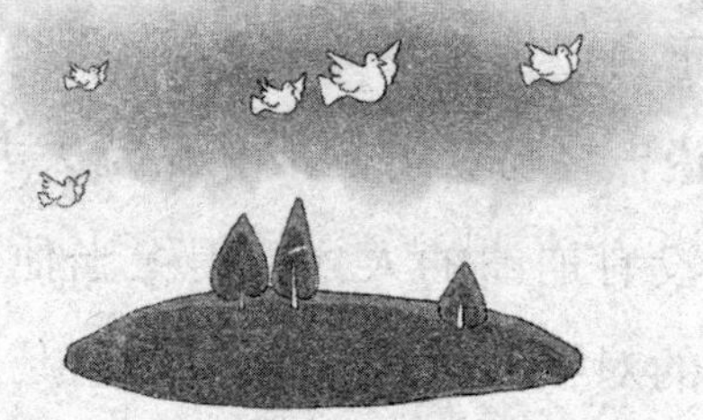

贪念与妄想

渴望财产和爱情的欲念，两者有何区别呢？也许它们是同一刺激的不同名称。关于此，有两种说法：一是人们先入为主的观点，二是从“善”的角度考虑。例如，我们对邻人的爱可以看作对新的“财产”的追求？同样，我们对知识的爱，对真理的爱，以及对新鲜事物的追求都包括在内。

当我们厌倦已经拥有的东西后，会开始新的追求。即使是在风景最美的地方住上 3 个月，我们也会感到厌烦，此时，任何海岸都会引起我们的贪念和妄想。其实，当我们对拥有的东西产生厌倦时，我们也对自身产生厌倦，有时，我们会因为自己拥有太多而痛苦。如此，当我们看到有人遇到困难时，便会竭尽全力帮助他而不求回报。恋爱时，人们总是在追求“占有”，一方希望绝对而且单独地拥有另一方，例如，对他灵魂和身体的控制权，单独地被爱，禁止其情感驻留在另外一个灵魂里。

如今，地球上有一种爱的趋向，在这种趋向中，两个人相互间的贪求便导致屈服于一个新的欲望和贪念；而“高贵的人”渴望有一个优势的立脚点以站在别人之上。

总之，什么叫爱？谁体验过？它的正确名字是友情。

淡忘是最纯粹的魅力

“从不同角度看，这座山都是这一地区最美的部分，而且很有意味。”当我们对自己重复这句话上百遍后，便会毫不犹豫地对这座山产生爱慕之情，仿佛它是美的化身，魅力的赐予者。因此，我们会抑制不住内心的激动，想要去攀登它。（当我们攀登时）突然间，（我们好像从梦中醒来）周围的山失去了魅力，不再令人向往。

很多美好的事物都希望被人们“淡忘”，例如善，它只期望人们从某个距离观看它，注意到它来自事物的底层而非上层。或许在你的左邻右舍里，有的人意识到从某个距离看才会发现自己是有魅力的、活力四射的、很有耐心的，只因为自己缺少自觉性。

坚固的友谊经得起任何锤炼

当与羞怯的人交往时，我们必须学会掩饰与装糊涂。倘若在他们面前，我们表现得异常激动、过分关心、体贴入微，会令他们不自在，甚至对此举动感到厌恶。因为他们认为我们已经猜透他们的内心世界，并为自己暴露于人前感到羞愧。其实，与这类人交往，最好的交际手段就是设法使他们开心，或者只谈些风趣而又无伤大雅的话题。这样，他们的注意力就会集中起来，不再感到不安。当然，在说这些话之前，我要提醒大家：

日常生活中，我们彼此亲密无间，任何事物也无法阻止我们交往，坚固的友谊经得起任何锤炼，仅除了一块小小的木板横在我们中间。当你准备踏上这块木板时，我问道："你真要越过这块木板来到我这里？"这时，你会停下脚步，犹豫不决。之后无论我怎么要求你，你依然留在原地。如此，类似于高山大河等一切阻碍人们交往的障碍便介入我们中间，使得我们想继续交往却无法办到。

无论怎样，当你想起这块木板的时候，除了抽泣和惊讶，你将无话可说。

摒弃狭隘的人生目标

我们将别人的美德称为"善"，并非美德对他本身有什么好处，而是因为其德行如我们所期许，其所做的事对我们或社会有利。例如，工作中，年轻人总是十分卖力，他认为“鞠躬尽瘁”是可敬的行为。但他忽略了一个问题，“对个人而言，固然死不足惜，但对整个社会来说却是极大的损失”。事实上，他只是一个懂得奉献的“工具”。

美德与个人利益之间有着紧密的联系，事实也确实如此。例如，勤奋，它可以使一个人创造财富和荣耀，但同时，它也会损害人的健康。

人们为了美德而做事，倘若这种“教育理念”成功实现的话，每个人所具有的美德便都成了“公用设施”，并且个人的不利也将干涉他的最高目标。实践证明，经常称赞一个人有自我牺牲的精神和无私的美德，将会使他失去精力与理智去谋求个人利益。生活中，若有人称赞他无私，那是他们从中得到了好处。假如这些人是友善的，就会拒绝去伤害他的利益，阻止这种自私的出发点，并且以“不滥加善名”来表明他们的无私！

“道德”是一个矛盾的统一体。它想证明自己，却又以道德的批判来反驳自己！俗语说，“你应舍弃自己，并将自己奉献出来”。为体现道德，应该由也只能由舍弃自身利益的人来宣告，而那个人也许在个人自我牺牲的要求中导致他自身的崩溃。

无论怎样，一旦别人为了自己或社会利益而赞许他人时，便与“你应该追求自己的利益，即使牺牲别人亦在所不惜”这类主张相矛盾。“你应该”和“你不应该”其实都是出自同一口吻的说教。

了解自己是永恒的课题

世界上有不少人犯有愚昧、谦卑的错误，当这样的人深陷其中，他就失去了作为一种知识的先驱者的资格。事实确实如此。当这种人一旦遇到让人惊奇的事物时，他会自我安慰道：“你一定妄图欺骗自己，你的聪明才智有限，（认识并理解它）这不可能实现。”另外，他对这个新鲜事物又不去过多地关注和了解，唯恐遭受惊吓似的设法逃离它，并试图忘记它。因为他的观点是：“我不愿意接触那些与我们日常观念背道而驰的事物！难道我的存在就是为了发现真理？其实，前人早就做了这件事。”

日常现象的奥秘

现在看来，买卖是一件极其平常的事，如同读书和写作一样，每个人都在接受它的训练，即使他不是一个生意人，每天也都在接受训练。正如远古时期，每个人每天都在练习打猎，不久后打猎成为一种普遍的事情。但是，当它最后演变成权贵们的一项特权时（打猎成为高级的嗜好，日常活动之一），也就失去了它的平易与普遍的特色。由此观之，或许将来的某一天，买卖也会落到同打猎一样的命运。我们可以想象日后生活中不再有买卖的行为，而这种艺术在社会上也将完全失去它的被需要的特性。如果真的发生这种现象，那么届时会有另外一种现象发生，即不受一般法律支配的人会视买卖行为为一种高尚的行为，进而迷恋它。那时，商业在社会上占有崇高地位，权贵们会像在战场上或政坛上所表现的那样，激烈地争夺商业地位。同时，政治地位或许完全改变，甚至它不再是有地位的人的专属事业。或许将来某一天，我们会发现，自己所造成的一切竟是如此粗俗，就像被认为是“知识的堕落”的标志的政党艺术和日常艺术一样。

什么是灵魂的健康

医学界有一条著名的道德信条——美德即是灵魂的健康。此说法较为含糊，确切地说，我们可以将它改为“你的美德即是你灵魂的健康”。事实上，世界上没有一样东西本身是健康的，如果以上述观点来界定一切，那么最后所有的努力都会付之东流。进一步讲，你必须清楚自己的目标、能力，以及头脑中各种奇妙的幻想，从而了解自己的身体健康与否。

生活中，人们会呈现出不同的健康状态，有些人爱出风头，有些人不了解何为平等，更有些人对什么是健康一无所知。鉴于此，我们应当改变过去关于健康与疾病的传统观念，同时将各种美德纳入健康的范围里面。但有一点必须注意，这对有的人来说是健康，但对其他人来说反而不是健康。

最后，我们要讨论的问题就是：我们是否可以忽略疾病的影响而培养自己的美德呢？或者，我们的自觉行为和求知行动是否要有健全或患病的灵魂？简而言之，纯粹追求健康的意志是否是一种偏激与懦弱，又或者是一种极为巧妙的野蛮和落后？

为了使自己适应世界，我们应遵循体、面、线、因与果、动与息、形式与内涵的要求。倘若缺少这些信念，便会失去生活的目标。不过，这些未得到证明。

生命，毋庸争执，因为其原本就允许犯错。

知识能对抗所有的坚硬

热情不断鼓励我追求知识。但平心而论，如果没有热情，科学会走得更远。事实也证明，在没有热情的情况下，科学在不断成长。

从目前看来，人们对科学的崇拜基于对科学的真诚或者偏好心理，是一种思想状态，而非内心的热情。其实，很多科学家都怀着好奇心和些许虚荣心在从事科学，他们不想一直读书、整理材料、观察和做记录。从某种程度来说，“对科学充满兴趣”不过是这些人打发时间的工具罢了，不致使自己感到生活空虚。教皇利奥十世曾对科学大为赞扬，认为科学是人类生命里最大的声誉与荣耀，同时也是一件幸与不幸的工作。在他看来，没有了科学，人类的一切理想便失去了坚固的基础，甚至即使有了它，人们也依然感到不安。虽然如此，这位持有怀疑论的教皇也同其他教会里歌颂科学的神职人员一样，尽可能地压抑心中对科学的热爱。“科学是某种次级品，它并不是绝对的、终极的，和热烈的情感无关。”

在古代，科学毫无赞美与荣耀可言，即使对热衷于科学的基督徒而言，追求美德才永远是他们的首要任务。而人们也认为，当他们歌颂知识是追求完美人格的最佳工具时，便是给予它最高的赞美了。

知识并非只是工具，这在人类历史上开创了新的里程碑。

真正勇敢的人

真正的勇敢在于面对敌人时仍能表现出勇气，一个人或许有勇气，但实际上他可能是个临阵退缩或者左右摇摆的人。

拿破仑曾这样评价他认为最勇敢的人——穆拉特：假如某些人想成就其勇气、美德和快乐，公然的敌人是不可缺少的。

一直追随群众的人，是群众的拥护者，但有一天也可能会成为群众的公敌！他以为追随群众，自己的散漫个性会得到认可。但万万没想到，群众并非像他认为的那么懒散。群众不断发展向前，他们不允许任何人原地不动！但他却喜欢留在原地。

真正博学的人不断追求学问的清晰度，相反，故作博学的人将学问变得晦涩难懂，只因他们把注意力放到大众面前表现自己，而非学问本身。一般说来，大众认为难以理解的事物深不可测，殊不知，这只是因为他们害怕或者不愿意进行探究。

在我看来，最棒的音乐家应该是只知道快乐的哀愁而不知其他哀愁。但迄今为止，这样的音乐家还没有出现。

感觉告诉我，一个人宁愿被抢劫，也不愿意和一群稻草人站在一起。但无论如何这也仅仅是感觉而已，并无其他！

倾听心底真实的回声

是什么成就英雄的伟大？是英雄同时面对人类最高的期望和最大的痛苦。

你相信什么？我相信所有事物的价值需要重新评估。

良知告诉你怎样做？（良知告诉我）你要做你自己。

你最大的弱点是什么？具有同情心。

你最喜爱什么？我最喜爱我的希望。

你认为哪种人最坏？（我认为）使他人感到羞愧的人最坏。

你认为哪种行为最具人性？（我认为）使人不感到羞愧的行为最具人性。

如何保证自由？（最起码）没有负罪感。

谁来主宰命运之舟

在生命里的某个极点，尽管我们能享受到绝对的自由，或许还会对原始的理性和善念给予否定，但我们仍然处于知识的领域内，必须面对艰难的选择与尝试。此时，个人之上帝的理念首次以其最大的说服力呈现在大家面前，并得到了其支持者的肯定与拥护。因为当它变得明朗化并以个体的形式存在时，我们所感受到的以及所追求的都是为了至善至美。每时每刻，我们都在渴望这种景象发生。不管好与坏，一切都随它去吧。朋友与疾病对自己造成的伤害、信件的丢失、脚的扭伤、对橱窗内事物的一瞥，甚至异常激烈的争论、一本书、一个梦、一个迷惑，凡此种种，“个人之上帝”立刻显现出来，仿佛是不可或缺的东西。它具有极深的意义，而且对我们非常有用。

在你看来，去除自身对伊壁鸠鲁之上帝，以及某些不安而平庸之神的信仰，会是一件危险的事吗？谁又能对自己的每根头发都有详细了解？谁不会对巧言令色感到厌恶？尽管如此，我们还是要撇掉上帝，同时希望自己的假设能够完美地实现：在理论与实际的运用上，我们对事物的理解与安排均已达到成熟阶段，但是，即便如此也不要高估自己的智慧。有时我们惊讶于美妙的和谐，因为这种和谐与我们太相称了，乃至不敢将它归功于我们自身，而是认为由玩弄我们的“手”造成的。事实上，确实有人在陪我们玩，那就是可爱的“命运”先生。他时而让我们翩翩起舞，时而又让我们用笨拙的双手演奏出美妙的音乐，对于这点，连万能的上帝都无法做到。

不要成为自己黯淡的旅伴

生活在混乱的街道上，嘈杂声早已带给我一种别样的快乐。细心观察，我会发现这里每时每刻都充满享受、焦躁、欲望，见到饥渴或酩酊大醉的人，可谓看尽人生百态。前一秒人们欢呼雀跃、充满活力而热爱生活，下一秒就会变得安静祥和。每个人的背影总是站在他自己后面，成为自己黯淡的旅伴。仿佛即将起锚的船在远离海港的最后一刻：人们彼此间有说不完的话，而时间分分秒秒在催促，孤独沉默的大海在嘈杂的喧闹声中已经等得不耐烦了，它急切期待自己的俘虏上船。

就整个生命历程来说，倘若过去是一片空白，或者是毫无意义的小插曲，那么现在及将来才是关注的重点。人人都想在未来出人头地，独占鳌头，而死亡才是未来唯一可以肯定的事。在未来一切均肯定的事物当中，它显得多么奇怪，但对人类丝毫不起作用，自认为与死亡为伴的人会离死亡更遥远。

看到人们很少思索死亡，我很高兴。我很乐于且不厌其烦地去提醒人们要对生命进行深切关注。

友谊让我们变得崇高

我们曾经是亲密无间的朋友，但现在却形同陌路。虽然我们不想公开或者隐瞒这件事，无论过去我们是否为这件事感到羞愧，但此刻我相信我们的感受相同。

我们好比两条船，有着各自的目的地和航线。但可以肯定的是，我们会在途中相遇，那时，就如同过去一样举行盛大的宴会，而两条船则静静地停在同一港口，沐浴在同一阳光下。如此，人们会认为他们已经到达了目的地，而他们的目的地竟然是同一个。但是，每个人都背负着使命，这强大的使命迫使我们不得不分道扬镳，将船只驶入不同的海域，奔向不同的地方。而且，可能永远不会有见面的机会。或许能再次相见，但已经成为陌生人，因为不同的海域和不同的阳光，我们也不再是从前的我们。

我们必须遵从“彼此不再联系，从此成为陌生人”的分手原则，只有这样，我们才会变得更加崇高。也因此，我们的友谊才会显得更加神圣。在航行中，可能会有如行星运行般不可见的曲折的轨道，彼此间会产生很大差距。我们可以将其看作旅途中的一个舞台，并且将自己提升到这个境界。但是，我们的生命过于短暂，观察力过于受限制，以至于无法对友情做进一步的认识。虽然我们必定成为陆地上的敌人，但是我相信我们的友谊会如天上的星星一般，永恒、闪闪发光。

爱上自己，才能爱上爱情

尽管在一夫一妻制问题上，我做了些许让步，但这并不意味着我承认在爱情里男女双方平等。因为，男人和女人对爱情的理解各执一词，无论男人还是女人都不能强迫对方与自己保持一致的爱情观念和恋爱感受，所以，在爱情里无公平可言。

女人认为爱情无须遮掩，真正的爱情是灵与肉的结合与奉献（并非只是单纯付出）。这种奉献毫无保留，没有动机。当女人感到这份爱带有附加条件或者被约束时，她们就会感到愤慨和恐惧。她们认为，这种毫无条件的爱正是“忠诚”的写照：男人是女人的天，男人一旦爱上一个女人，就要得到女人全部的爱，同时，站在男人的角度，认为要求对方完全奉献并非过分行为。但这种思想并非男人一直所信奉的。倘若男人像女人般去爱人，那么最后会成为奴隶。但是，女人若依照自己的方式去爱人，则会让自己更有魅力，成为“完美”的女人。为了爱，女人可以毫无条件、毫无顾忌地放弃自身的权利。事实上，她们明白对方不一定以同样的热情作为回报，也不可能为了爱情放弃一切。如果男女双方为了爱情牺牲自我，最后会成什么样子呢？我也无法预料，也许双方都有空虚的感觉吧。女人希望自己成为男人的“宠物”，成为其私有财产的一部分。因此，她们希望对方向自己“索取”，但是对方却不懂或者不愿付出，这样，男人就会更加富有，他们的力量、幸福和自信心都得到空前加强。而这些正是他的女人所奉献的。

我不相信有人能凭借任何社会的契约来打破这自然的男女之别，也不认为有人会挺身而出主持公道，尽管他们非常希望避免这些不可原谅、难以理解、不道德的现象发生。自古以来，爱情就被视为伟大而完整、极其自然的事情，而自然对永恒的事物而言，多少有些“不道德”。

在女人的爱情观里，忠贞是爱情的概念之一。但对男人而言，虽然他们可能遵守爱的忠贞，但绝非出自真心，只因个人性情不同，故而感受不同。忠贞不是他所必备的操守，并且在他们心目中所占有的分量实在太小，以至于我们通常认为男人的爱情观和忠贞观相对立。男人的爱不过是一种纯粹的、强烈的占有欲，绝非奉献或者牺牲。然而，当他们获得之后，其占有欲也会随之消失。

其实，若想使男人保持对爱情的持续性，需要采用心理战术，激起他们的嫉妒心，使他们萌发强烈占有的念头（虽然他们不是真的想要占有）。当男人遭遇挫折时，他们的爱便会疯狂增长，他们不喜欢轻易被征服的女人。

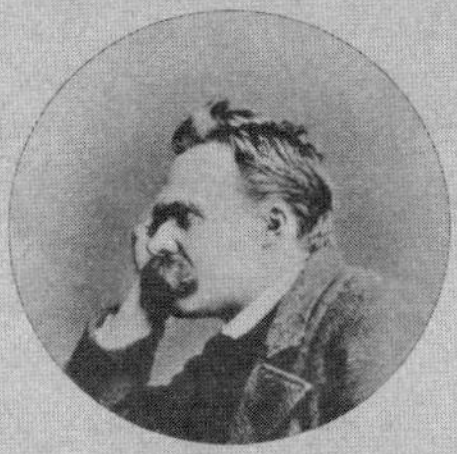

道德的谱系与善恶的彼岸

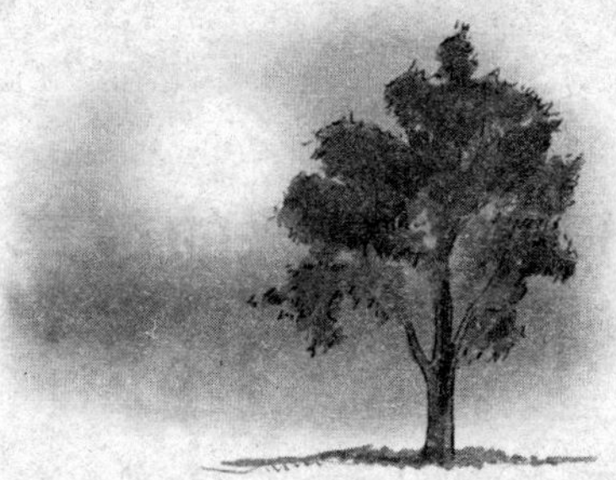

哲学家的特性

您问我哲学家都有哪些特性，那好吧：他们缺乏历史感，他们仇恨生成观念，他们有埃及主义……他们把一件事物非历史化，他们把它制成一个木乃伊，并自以为是地向它脱帽致敬。几千年来，凡经哲学家处理的一切都变成了概念木乃伊，没有一件真实的东西活着逃过他们的手掌。他们全都信仰存在者。但是他们得不到它，他们叫喊："必定有一种假象，一种欺骗，使我们不能感知存在者，骗子藏在哪里呢？哦，我们找到了它，它就是感性！正是它向我们隐瞒了真正的世界。"道德就是：摆脱感官的欺骗，摆脱生成，摆脱历史，摆脱谎言，——历史无非是对感官的信仰，对谎言的信仰。道德就是：否定对感官的一切信仰，否定人性的全部残余，所有这些全是"民众"。做哲学家吧，做木乃伊吧！

赫拉克利特与众不同，他拒绝感官是因为它们显示了事物，好像事物拥有持续与统一一样。但赫拉克利特对感官也不公平。感官根本不说谎。只是在我们对它们的证据进行加工时，才往里面加了谎言。我们下决心去接受感官的证据，得益于我们今天拥有的科学，让我们学会强化感官，武装感官，摸透感官。

哲学家们有另一种危险的特性，那就是混淆始末。他们把最后到来的东西，其实根本不会到来的东西，设置为“最高的概念”。也就是说，把最普遍、最空洞的概念，开始就作为开端。这不过是他们的那种崇敬的表现：高级的东西不允许从低级的东西中生长出来，并根本不允许生长而成……一切最高价值都属于第一等级，一切最高概念，比如存在者、绝对者、善、真、完美——这一切不可能是生成的。然而，这一切也不可能彼此不等，不可能自相矛盾……于是他们有了“上帝”这个惊人的概念……最后的、最稀薄的、最空洞的东西被设置为最初的东西。

善恶的彼岸

我们感激英国心理学家对初探道德发生史的尝试，他们总是在把我们内心世界中的肮脏显露出来，从中寻找积极的、先进的、于人类发展有决定作用的因素。这是一种什么动机？也许是少许卑劣、少许忧虑、少许反基督、少许快感、少许对调剂品的需求的混合？

他们在错误的地方寻找和确立“好”的概念的起源，他们认为“好”的判断不是来源于受益者，而是起源于那些“好人”自己。不自私的行为的功利被说成是该行为受到称赞的根源，而这个根源却被遗忘了。

“精神高贵者”预先创造了“好”的概念，也就是说从自身获得了这一概念，然后才引申出一种“坏”的概念！高贵者、统治者，只不过是被仇恨的有毒眼睛改变了颜色、改变了含义、改变了形态。

“好与坏”和“善与恶”这两种对立的价值观一直冲突不断，虽然第二种价值观长期以来一直稳占上风，但是结果还未可知。罗马人与以色列人的对立是这场冲突的象征。“少数人享有特权！”拿破仑这个超人的出现，就像最后一个路标指示出另外的出路一样……

然而事情是到此为止，还是推迟了？我有足够的理由做出结论，因为还是在很早以前我就很清楚我想要什么，我提出那句危险的口号是为了什么。写在我上一本书的扉页上的口号是“善恶的彼岸”，而不是“好坏的彼岸”。

良心的谴责与罪恶感

培养一种可以许诺的动物，是大自然在人的问题上的两难处境吗？这不正是关于人的真正难题所在吗？健忘并不仅仅是一种惯性，它其实还是一种积极主动的阻碍。由于它的存在，那些我们所经历、所知晓、所接受的东西在其被消化的过程中，很少进入意识。啊！真的能够许诺的人、自由意志的主人、行使主权的人，他怎么能不意识到自己比所有那些不能许诺、不能为自己辩护的人要优越呢？

“良心”这个概念经历了一段漫长的历史和一个形式转变的过程。人的记忆是怎么出现的？只有不断引起痛楚的东西才不会被忘记，痛苦是维持记忆力的最强有力的手段。人类的“记忆力”越差，他们的习惯就越可怕。残酷的惩罚条例为我们提供了一个标准，可以用来衡量他们花费了多少努力来克服健忘，并且在现代为这些情、欲的奴隶们保留一些适用于社会共同生活的原始要求。啊！理性、严肃、禁欲，所有这些意味着深思熟虑的灰暗的东西，所有这些人类的特权和珍宝，它们的代价有多高啊！在这些

“好东西”背后有多少血和恐怖啊！

另外一种“灰暗的东西”，那种对于负罪的意识，那一套“良心谴责”，又是怎么来的呢？“负罪”这个主要的道德概念来源于“欠债”这个非常物质化的概念，而惩罚作为一种回应，它的发展与有关意志自由的任何命题都没有关系。现在，人们才开始把那些非常原始的罪行区分为“故意的”“大意的”“意外的”“应负刑事责任的”，并且开始在对立的立场上进行衡量。

罪恶感和责任感源于最古老、最原始的人际关系中的买主和卖主的关系。在这种关系中第一次产生了人反对人的现象，第一次出现了人和人较量的现象。不管文明的发展水平有多低，都在某种程度上有这类关系的存在。价格的确立、价值的衡量、等价物的发明和交易——这些活动在某种意义上就是古代人的思想。

我把良心谴责看作一种痼疾，人们患上这种痼疾是因为他们受到了压力。我的关于良心谴责起源的假说首先认定，变化不是渐进的，也不是自愿的。它不代表一种适应新条件的结构性发展，它是一种断层、一种跳跃、一种强制、一种不可阻挡的灾难。它不能被反抗，甚至也无法怨恨它。其次，我的假说还认定，把一直未曾受过约束、没有固定形状的民众关进一个紧闭的模子里，这样一种以暴力开始的行动，必将以暴力结束。

恰到好处的自由精神

只有极少数人能保持独立，保持独立是强者的特权，任何试图保持独立的人，即使是最有权利这样做的人，只要不是被强迫才去这样做，都可以证明他可能不仅仅是个强者，还是个有着很大胆量的人。

我们在年轻的时候，只知道表示尊敬和轻蔑，却不知道有表达细腻感情的艺术，掌握了这种艺术才是人生的最大收获。我们只知道简单地肯定或否定人和事，对此我们要深深地忏悔。年轻时特别尊敬和轻蔑的态度，使年轻的生命浮躁不安，直到适当歪曲了人和事，得以把感情发泄出来才作罢，甚至年轻时代本身就是一种歪曲人和物、令人上当受骗的东西。直到后来幻想不断破灭，年轻的心受尽折磨，最终开始怀疑自身。这时候，它严厉地谴责自己，为自己长期自欺的行为进行自我报复，似乎年轻的心灵当初是故意欺骗自己的！在这种转变中，我们不相信自己的感情，并以此惩罚自己，我们用怀疑来折磨自己的热情，甚至觉得问心无愧是一种危险，似乎它也是自我欺骗。

在史前时期，某一行为是否有价值，是根据其后果来推定的，那时并不考虑行为本身，亦不考虑其起因。在过去的一万年里，在地球上的一些广大地区，人们已走得非常远，以至于不再让某一行为的后果，而是其起因，来决定其价值。这个时期在狭义上可称为道德时期：因为人们首次尝试了解自己。不是结果，而是起因，这是一个彻底的转变！观点的转变无疑只有经过长期的斗争和动摇才能实现！行为的起因被切实地解释为意图。人们一致认为，某一行为的价值在于其意图的价值。意图是行为的唯一起因。于是便在这种偏见的影响下，给予人们道德上的称赞或谴责，并以此对人们，甚至对迄今为止的哲学家做出判断。

无论从人们当今所具有的哪一种哲学观点来看，无论站在什么立场上，我们所认为自己生活在其中的那个世界的错误性质，都是我们所看到的最确凿的事情，我们可以为此找到一个又一个证据，诱使我们推测“事物本质”的骗人原理。

真理比表面现象更有价值，这只不过是一种道德偏见。实际上，这是世界上最无法证明的假设。我们必须承认的是：除非以透视法的评价和表面现象为基础，否则根本就不会有生命；如果像许多哲学家那么正直、热诚而愚蠢地想彻底去除“表面世界”——且假定能做到这一点——那么，至少“真理”会荡然无存！

关于高贵的人

我在流行过或正在流行的许多高雅和粗俗的道德之间游历了一遍，发现了一些特征，有规律地反复同时出现而且相互联系，其中两种主要类型，就是主人道德和奴隶道德。

由于统治者决定“善”这个概念，因此尊贵高雅而傲慢的个性，被看作优越的特征，决定着等级差别。高贵的人区别于这样的人——这些人身上表现出来的与上述尊贵高雅而傲慢的个性相反。他们鄙视这些人。在第一种道德中，尽管“善”与“恶”的对立出于另一来源，但是“善”与“恶”的对立其实就是“高贵”与“可鄙”的对立。懦夫、杞人忧天者、卑鄙猥琐者、目光短浅者，都是受鄙视的。而且眼光短浅的多疑者、自卑者、甘受虐待者、马屁精，尤其是胡说八道者，也都是受鄙视的。所有贵族的一个基本信条是，平民百姓靠不住。古希腊的贵族自称“我们这些可信赖之人”。显然，无论在什么地方，道德价值的名称都首先运用于人，然后才被加以引申，最后运用于行为。因此，“同情他人的行为为何受称赞”这样的问题，不能作为出发点。高贵的人把自己视为价值的决定者，因此不需要得到认可。他们认定：“凡是对我有害的，其本身就有害。”

虚荣也许是高贵的人最难理解的事情之一。其他人认为虚荣是不言而喻的，而高贵的人却倾向于根本不承认虚荣的存在。虚荣的人总是费力让别人对自己产生好的评价，虽然他们不配得到这种评价，可是他们却相信所产生的好评价。这在高贵的人看来，一方面趣味太低下了，太不自重了，另一方面也太荒唐可笑了。因此，高贵的人宁愿把虚荣看作一种例外，在人们谈到它的大多数时候表示怀疑。

每天都要心怀喜悦

高贵灵魂的回音

高贵是什么？如今“高贵”这个词对我们有什么意义？高贵的人用什么方式表现自己？在这片阴云密布的天空下，在这个被平庸占据的世界里，怎样辨认出高贵的人？确立一个人高贵地位的并不是其行动——行动总是神秘而不可捉摸的；也不会是其“作品”。现在在艺术家和学者当中有很多这样的人——这些人通过其行为表现的是他们对高贵的深切渴望，他们的行为受这种渴望驱使。但是，这种对高贵的渴求从根本上不同于高贵灵魂本身的需要，反而是缺少高贵灵魂的标志，这种标志明显而危险。在这里，我们借用古老的宗教套语，在一种新的并且更为深刻的意义上，行为不能决定一个人的品级，起决定作用的是信仰。

高贵的灵魂就是某种对自身的根本肯定，这种灵魂不能被追求，不能被发现，或许也不能被抛弃。高贵的灵魂，就是自己尊敬自己。

凝视美德

有一些人富有理智，他们扭动自己的身躯，用手捂住自己狡猾的眼睛，仿佛他们的手不会出卖他们自己。但是，他们终会暴露出，他们有某种东西要隐藏——这种东西就是理智。有一种至少尽可能长久地进行欺骗，并成功地表现出比实际上愚蠢的巧妙的方法，这种方法在日常生活中被称作热情，其中也包括一些隶属于它的东西，比如美德。加利亚尼不自觉地了解到这一点，因此他说，美德即热情。

“隐士”的“洞穴”

在一个隐士的作品中，人们经常可以听到某种旷野的回音，某种孤独的私语和怯怯的警觉；在他最激烈的言辞中，或在他的哭泣里，人们也可以听到崭新的、危险的、隐藏在沉默里的声音。他就那样孤独地、日复一日、年复一年地坐在那里，灵魂沉陷于常见的冲突和对话之中，他变成了洞熊、变成了寻宝者、变成了护宝者，变成了洞穴中的一条龙——他的洞穴可以是个迷宫，也可以是个金矿。他的思想蒙上独有的暮色，带着浓浓的泥土气味，这是一种无法与人交流、又令人厌恶的东西，它寒风似的刺在每个过路者的身上。这位隐士不认同哲学家——如果哲学家首先总是隐士的话——在其作品中描述的自己真正的最终看法，写书不就是为了隐藏我们内心的东西吗？他甚至会怀疑哲学家究竟能否有“最终的真实”看法；他会怀疑在哲学家的每一个洞穴之后，是否一定有更深的洞穴；除去表面的东西，是否有一个更广阔的、更奇特的、更丰富的世界，在每一个底部、每一个“基础”的下面，是否都有深渊。每种哲学都是表面上的哲学。一个隐士得出这样的结论：“哲学家突然停在这里，回首过去或者四处张望，这有某种随机性；他在此处把铁锹放下来，不再往深处挖掘，这也有某种随机性——而且其中还有某种可疑的东西。”每一种哲学都遮盖了另一种哲学；每一种看法也是一隐藏处，每一个字句也都是一个面具。

关于道德的造假

对于每一个深刻的思想家来说，害怕的是被人理解，而不是被误解。被误解或许会伤害他的虚荣心；但被人理解会伤害他的心灵，他的心灵会说：“唉，你怎么也和我受过一样的苦？”

人是一种复杂、狡诈、谎话连篇、不可思议的动物。人之所以令其他动物感到可怕，不是因为他的力量，而是因为他的狡诈和聪明。人通过发明“问心无愧”来把灵魂当作一种简单的东西来享用。因此，所有的道德都是一种长久的、无耻的造假活动，只有这样，才能在看到灵魂时得到享受。从这一点来说，“狡诈”这个概念或许包含着比一般人认为的多得多的东西。

哲学家的洞见与幻想

一个哲学家总是能不断地看到、听到、洞察到不同寻常的事情，他总是不断地体验、期盼和幻想发生不同寻常的事情；他觉得自己的思想是自己特有的一种事件和闪电，似乎来自外面，来自上面，来自下面；他幻想自己也许就是一场暴风雨，带着闪电的那种；他觉得自己是个具有重大影响的人，在其周围总是有轰鸣声，有低语声，有惊呆的人群，有不同寻常的事情正在发生。是的，哲学家就是这样一种人，他常常逃离自己，又常常害怕自己——但是好奇心最终又总是使他恢复自制。

什么是有价值的同情心

如果一个人说："我喜欢这件东西，我要把它当作自己的东西，我要保护它免受别人的破坏。"如果一个人能下定决心付诸行动，能坚持自己的看法，能占有一个女人，能惩戒和打击各种无礼的行为；如果一个人怒发冲冠，运用起武力，使得弱者、受苦难者、受压迫者，甚至包括动物都服从他，自然而然地归顺他。总之，一个人如果生来是个主人——哦，如果这样的人有同情心，那这种同情心才具有价值！那些弱者的同情心有什么价值！那些成天鼓吹同情的家伙们的同情心又有什么价值！

如今的欧洲，几乎是整个欧洲，有一种对痛苦病态的敏感，还有一种令人厌恶的、难以遏制的啰唆，一种娘娘腔，这种啰唆和娘娘腔，在宗教和哲学的吹捧下，尝试着把自己打扮成某种高人一等的东西——有一种对痛苦的顶礼膜拜。我认为，这些幻想家所谓的同情心丝毫没有男子汉气概，这是一种新型的低级趣味，必须坚决而彻底地抵制这种低级趣味。最后，我希望人们把"快乐的科学"作为一个有效的护身符，挂在胸前，挂在脖子上，借此保护自己免受这种低级趣味的影响。

哲学家的笑

曾经有个英国的哲学家，试图在所有善于思考的人面前诋毁"笑"，他说："笑是人性的一大缺点，每个善于思考的人都应该努力克服它。”（霍布斯语）——而我倒愿意按照笑声给哲学家评定等级——最高的那一级是那些能发出响亮笑声的哲学家。假如诸神也做哲学思考（出于很多原因，我坚信这一点），那么我确信，他们也知道该怎样以超人特有的新方式大笑——尽管这样会对所有严肃的事情造成损害！诸神喜欢嘲笑，即使在谈论神圣的事情的时候，他们也忍不住要发笑。

心灵的守护神

心灵的守护神，那个硕大的、神秘的东西具有的守护神，那个诱惑之神和那个凭良心办事的捕鼠者，他的声音能传入每个灵魂的地狱之中，他说的每一句话，他射过来的每一个眼神，无不带有些许引诱的味道。他知道怎样出场，他不会像上面说的那样，而是披上伪装，对其崇拜者进行控制，迫使他们更加贴近他，更加狂热和全面地崇拜他。心灵的守护神，强迫每个嗓音洪亮、自我感觉良好的人保持沉默，给他们关怀和照顾，抚平这些浮躁的灵魂，使他们有新的渴求，期盼能像镜子那样平静地躺下，映照出朗朗的天空。心灵的守护神，教会了急躁的手如何停顿，教会了笨拙的手如何灵活；他可以闻到隐藏起来或被人遗弃的珍宝，可以嗅到厚厚的黑色冰霜之下，一点一滴的善和甜，可以侦测出长久掩埋在沙尘里的每一粒金子。每个人在和心灵的守护神接触之后，都会感到充实：不是受到了祖护或惊吓，不是对其他人的好事感到高兴或压抑，而是来自自身的充实，感到比以前更加振奋，就像被解冻的春风迎面吹来一样。每个人在与心灵的守护神接触之后，也许会感到更加没有把握，也许更加敏感，更加脆弱，更加容易受到伤害，但心中充满了说不出的希望，充满了新的意志和倾向，充满了恶意和相反的倾向……

诱惑之神

哦，朋友，我正在做什么呀？我正在和你谈论谁呀？我是不是忘记告诉你他的名字？你是不是已经觉察出这个想要受到如此赞美的、受到质疑的神和人是谁？因为，和每个从童年起就总是在外国跑个不停的人的经历一样，我也在旅途中遇到过许多危险的陌生人。不过，一次次，遇到的都是我刚才谈到的那个人：其实他就是酒神狄俄尼索斯，就是那个伟大的、说话吞吞吐吐的人，那个诱惑之神。就和你知道的一样，我曾暗中虔诚地把第一批果实献给了他——在我看来，我是最后一个向他供奉祭品的人，因为我还未发现有谁能理解我当时所做的事。与此同时，我对这位神祇的哲学有了很多了解，而且如我说过的，我是酒神的最后一位真传弟子。朋友们，或许我最终也可以让你们尝一尝这种哲学的味道？传授这种哲学的声音要尽量压低，只有低低的声音才合适，因为这种哲学讲的都是难以理解的、陌生的、奇妙的、不同凡响的事情。

狄俄尼索斯是个哲学家，所以诸神也做哲学思考，这件事在我看来是件新鲜事，这里面并不是没有圈套，就是在哲学家当中也会引起怀疑。在你们当中，我的朋友们，反对者也许会比较少，只不过感到这一事实来得太晚，不合时机，因为我已感觉出来你们现在不愿意相信神祇。或许我应更加直接地说些不中听的话。是的，酒神在以下对话中向前走了一步，走了很远，超过我许多许多。本来按照人类的习惯做法，我应该用一些华丽的称号好好地赞美他一番，但他肯定不知道怎样处置这些虚名。他也许会说："这些留给你们自己和像你们这样的人吧，其他人才不要这些东西呢！我——有什么理由遮掩我赤裸的身子！"

人们会不会觉得这样的神和哲学家没有羞耻？他有一次曾说："在某些情况下我爱人类。"他说："我认为，人类是一种讨人喜欢的、勇敢的、有创造力的动物，地球上没有什么能比得上他们，他们能穿越迷宫不断前进。我喜欢人类，常常在想怎样能使他们进一步提高，使他们更强大、更邪恶、更深刻。""更强大、更邪恶、更深刻？"我很吃惊地问。"是的，"他再次说，"更强大、更邪恶、更深刻，也更漂亮。"这个诱惑之神说完微微一笑，就好像他刚说了一些动听的奉承话一样。人们可以马上看出来，这个神不仅缺少羞耻心，同时我们有充分的理由认为，在有些事情上面，众神都可以教导我们人类，使我们人类的人性多一些。

那些在孤独中迸发的火花

你们到底是什么呀，我描绘的那些思想！不久之前，你们还是那么光彩夺目、朝气蓬勃、恶气腾腾，充满荆棘和暗香，让我打喷嚏，让我开怀大笑——可现在呢？你们已没有新鲜感，有的恐怕还要成为真理，看起来那么永恒，那么老实，那么可怜，那么令人厌恶！能成为别的样子吗？那么我们描绘的是什么呢，我们这些使用毛笔的中国官吏，我们这些让写下的东西成为永恒的人，我们单单靠自己能画出什么呢？唉，只能画出很快就会褪色和变味的东西！唉，只能画出无力的、远去的暴风雨和那些过时的郁郁之情！

唉，只能画出倦鸟，它们现在任凭自己被手捉住——我们的手！我们让不能存活长久、不能飞翔更远的东西永恒，我们只能让那些温和的强弩之末永恒！你们，我描绘的思想，只是为了这些思想，我才拥有颜料，各式各样的颜料，黄色的、棕色的、绿色的、红色的。但谁又知道你们在早上是个什么样子，你们啊，在我的孤独中突然迸发出的火花；你们啊，我可爱的、罪恶的思想！

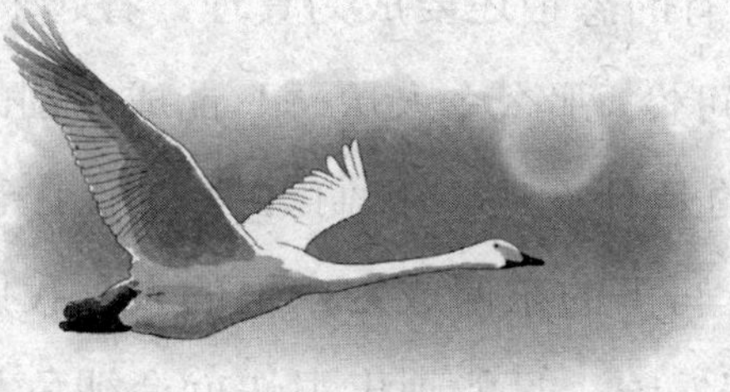

保持生命的激情

一切激情都有一个阶段：开始，它们只是致命的力量，它们以愚蠢的重担把其牺牲者压垮；很久后，它们与精神联姻，得到“升华”。从前，人们因为激情的愚蠢而向激情挑战，欲将其灭绝。然而，灭绝激情和欲望，仅仅为了预防它们的愚蠢以及这种愚蠢的不良后果，这在我们今天看来，本身就是一种极端的愚蠢。

人们选择用根除的办法来与欲望斗争，是因为他们的意志过于软弱，无法自立尺度，过激手段仅为衰退者所必须。意志的软弱，确切地说，不能对一种刺激做到没有反应，本身就是衰退的另一种形式。

感性的升华叫作爱。另一种胜利是我们的敌意的升华。这就是领悟拥有敌人的好处，也是敌人的价值所在。现在，政治上的敌意也有所升华。几乎每个政党都明白，为了保存自己，必须保存反对党的力量。比如说新的国家，需要敌人甚于需要朋友，只有在对立中它才感到自己是必要的，只有在对立中它才成为必要的……

我们对待“内心的敌人”也是如此，我们也要使敌意升华，才能领悟其价值。一个人只有充满矛盾，才会多产；一个人只有灵魂不疲倦，只有不贪图安乐，才能永葆青春……

假如一个人领悟了对生命的这样一种反对的亵渎之处，那么，他也就因此幸运地领悟了一些别的东西，也就是领悟了这样一种反对无用、虚假、荒谬、欺骗之处。

最后，让我们再来考究一番“人应当是如此这般的”这种话，看看它是多么天真。现实向我们展示了令人愉快的丰富多彩，可是道德家却说：“不！人应当是另一种样子的。”他甚至知道人应该是怎样的，这个可怜虫和伪君子在墙上画了幅自画像，说道：“看这个人。”然而，即使道德家只是向着某一个人说：“你应当是如此这般的！”他也依然把自己弄得很可笑。个人是命运的一个片段，是继往开来的，对于一切既来和将来的事物的一个法则，是一个必然性。他说“改变你自己”，就意味着改变一切事物，甚至是往后改变……然而确实有一些彻底的道德家，他们要人变成另一种样子，也就是变得有道德，他们要人学习他们的榜样，也就是成为伪君子，为此他们否定了这个世界！

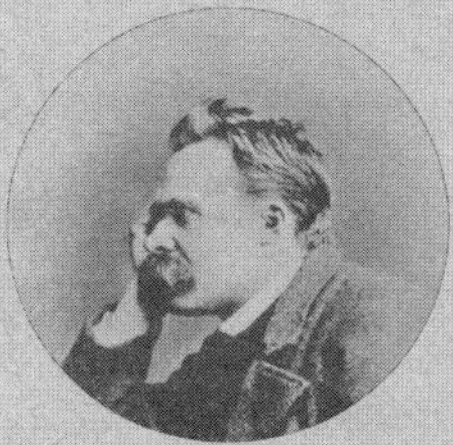

人性的，太人性的

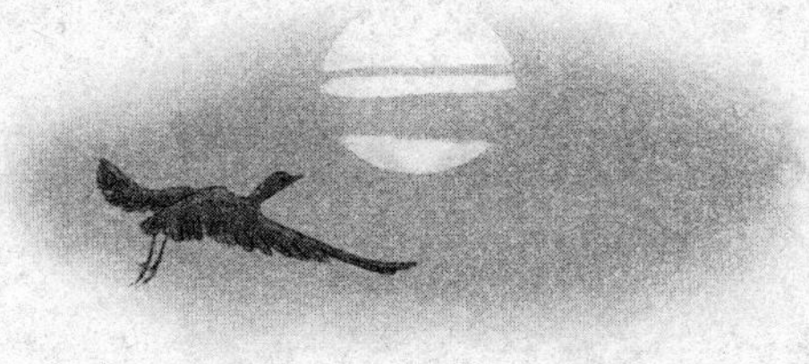

学会心理观察

心理观察是一种手段，用来探究人性与太人性，它帮助人们大大减轻生活中的压力。有了心理观察，人们会在艰难困苦中保持镇定；在无聊之时为自己寻找乐趣；在过往的惨痛经历中提炼珍贵格言，进行自我安慰。

人们相信心理观察的能力，并知道早在几个世纪前它已存在。但是为什么它没有得到发展，反而被有些人遗忘了呢？在本世纪（19 世纪），在德国乃至欧洲，很多迹象暴露了心理观察的贫乏，如公开事件中官方人士对此的评价。当然也有例外，如在中长篇小说中，在哲学思考中，我们依然可以找到心理观察的影子。心理观察的缺乏十分严重，特别是在等级分明的社会里，心理解剖和心理综合的艺术尤为缺少。在这里，人们谈得最多的是人与人的关系，唯独不涉及人类。

令人费解的是，我们为什么要舍弃最丰富、最无害的谈资？毫不夸张地说，在欧洲，读过拉罗什富科作品的人，以及在精神上、艺术上与之匹敌的作品寥寥无几，知道这些并了解其内涵不予毁谤的人几乎没有。与艺术家用自己的行为表达乐趣相比，比较庸俗的读者对此所持有的乐趣要小得多。因为，即使一个人的头脑很灵光，倘若不曾被教育来接受那种以格言进行润色的艺术，没有参与这种艺术的竞争，那他就不可能给予这种艺术以应有的尊重。没有这样的实践教育，人们就会把创作形式看得异常简单，因而不能充分感觉到其成功之处与魅力所在。

现在，有些读者认为严谨的格言缺少乐趣，不如乖巧话令人信服，以至于他们变得和只会单纯欣赏浮雕的观赏者一样：只懂得赞美无法去爱，迅速地发出惊叹然后扬长而去。

人心要有准则

对人性善的盲目信仰，对人类行为支离破碎的天生反感，对灵魂裸露感到羞耻，等等，这些对一个人的幸福来说，比起在某种情况下运用心理观察更令人向往。也许对善的信仰改变了人类，减少了人与人之间的不信任。

如果人们怀着激动之情去模仿普卢塔克的主人公，并对以怀疑之心探讨主人公行为的动机感到不满，那么最后得到的虽然不是真理，但确是人类所希望的幸福。有时，心理谬误和麻木不仁有助于人性的成长，而真理或许又为我们提供了一个假设，正如拉罗什富科在他的《道德箴言录》中所说：“世人所看待的德行，不过是我们的激情形成的一个影子，我们为它起了一个合适的名字，以便可以心安理得地为所欲为。”拉罗什富科以及其他法国心灵检测大师们，以及最近新添的《心理观察》的德国作家，他们犹如神枪手，一次次击中人性的靶心。他们的本领令人吃惊，但是，一个不是受科学精神而是受博爱精神指引的旁观者，最终将诅咒这种艺术，即把贬低与怀疑意识植入人类灵魂中。

道德感的景象

探讨道德感的起源与历史，其重要性不亚于在人类社会前进中解决纠缠不清的社会问题。它们在科学的发展中起着主导作用。因此，我们应大大提高对道德观察的认知度，敢于面对心理上的解剖台以及台上摆放着的刀子和钳子等残酷景象。

以前的哲学根本不懂社会学问题，并制造很多借口以避免研究道德感的起源与历史。结果证明，这种行为行不通。通过很多实例，我们清楚地看到很多伟大的哲学家犯下这样的错误：他们在人类某些行为和感觉的错误解释中找到其出发点，在错误分析的基础上自圆其说。例如，对不利己的行为分析，导致了一种错误的伦理学的诞生，为了寻找有力证据证明其有效性，他们反过来求助于宗教和神话中的无中生有，最终这些荒谬的结论甚至被运用到物理学乃至世界观中。但是不可否认，心理观察的肤浅行为为人们的研究设置了重重陷阱。既然这样，我们就需要有恒心进行持久的工作，正如不知疲倦地将一块块石头和一块块砖累积起来，并且，并不因为进行单一的行为感到厌倦。另外，我们需要有足够的勇气，来面对他人对我们的嘲讽与蔑视。因为在社会圈子中，关于人性、太人性的无数个别看法，首先被发现并表达出来。但社会圈子习惯对俏皮的卖弄大加推崇，不习惯推崇科学知识。

对于道德感的起源问题，保尔·李在他的《论道德感的起源》一书中谈道："道德的人不比肉体的人更接近概念（形而上学）世界。"该命题在历史知识的捶击之下变得坚实而锋利，或许将来某一天能充当斧头，砍到"人的形而上学需要"的根上去。这种观念是对普遍幸福的祝福还是诅咒呢？仁者见仁，智者见智。但无论如何，它作为命题既富有成果，又十分可怕，它用知识所拥有的双重面孔来观察世界。

发出清凉的荧光

迄今为止，心理学是否有利于对人的研究，这个问题仍然悬而未决。但有一点可以确定，心理学的存在是必要的，它是科学的一部分。所谓科学，应致力于促进有用的东西为人类谋求幸福。

另外，过于激动、活泼的人，往往需要沉重地压在他们身上的重负来促进其健康。我们处在一个烦躁的时代里，难道不应该抓住一切现有的灭火器和冷却工具，以便我们保持稳定、冷静、认识自我，甚至充当这个时代的镜子吗？

接受和自己不同的人生状态

责任感所依据的那种感觉，也就是我们所说的道德感，经历了下列几个主要阶段。起初，人们只考虑好的或者坏的结果，完全不考虑行为的动机，以此把个别行为分为好或坏。后来，人们又忽略了这些称谓的起源，把“好”或“坏”的特性当成行为本身，不管其结果如何。由于这种谬误，语言把石头本身称为坚硬的，把树木本身称为绿色的，也就是说，完全颠倒了因果。人们赋予动机好或坏的属性，并把行为本身看作在道德上的两种解释。再后来，人们不再只是把好或坏的评价给予个别动机，而是给予一个人的全部本性。动机从本性中生长出来，就像植物从土壤中生长出来。人们就按顺序让人为其后果，然后为其行为，然后为其动机，最终为其本性负责。最后，人们发现这种本性也没有负责的可能，在这方面，它是必不可少的结果，而且集中了过去和现在事物的各种因素和影响，这样人类根本不必为任何事情负责，不必为其本性、其动机、其行为、其后果负责。于是人们得到这样一种认识：道德感的历史是一种谬误的历史，是关于责任的谬误的历史，这种责任以意志自由的谬误为基础。

叔本华得出的结论与此相反：鉴于某些行为引起了不快的负罪意识，那么就必有一种责任。这是因为如果不仅是人的所有行为都有必然性，那么人本身也以这同样的必然性实现了他的所有本性。叔本华否认了这一点。这样引起这种负罪意识就没有任何现成的理由了。于是叔本华相信如果能证明一种自由，人类必定以某种方式拥有过这种自由，虽然不是在行动上，而是在本性上，也就是成为什么、做什么的自由。依他看来，是从存在中，也就是自由与责任的领域中，产生了行为或行为方式、因果关系、必然性和无责任等领域。

从错误的结论出发，叔本华得出了他所谓的纯概念性的自由的寓言。不快肯定不合理，因为它以这样一个错误前提为基础，也就是说这种行为根本就不是必然发生的。换句话说，因为人认为自己是自由的，而不是因为人本身是自由的，所以他感到懊悔和愧疚。

另外，这种不快是某种人可以戒除的东西，如许多人对别人的不快之感完全没有感到不快。没有人为他的行为负责，没有人为他的本性负责。评判和不公是一回事。个人做自我评判也是如此。但是每个人都不愿接受这一点，而是出于对结果的恐惧，走到阴暗和谎言之中。

道德的约束力

我们身上存在着可怕的“猛兽”，而道德好比谎言，它的存在在于哄骗猛兽，使之不撕裂我们。如果没有道德观念，不受道德约束，人类与动物无异。但正因为有道德的存在，人类将自己视为高级物种，并为自己设置严格的法律。也因此，人们厌恶甚至憎恨接近动物的种种行为。这恰好解释了为什么在以前“奴隶”被人看不起，因为他们被视为非人类，只是一件物品罢了。

关于性格

准确地说，叔本华所说的："性格是不变的。"这句话本身存在异议。我们只能说，这个有趣的概念说明了在一个人短暂的一生中，虽留有深深的伤痕，但不足以使性格发生变化。但是，倘若有一个人活了 8000 岁，那么在他身上就可以看到性格变化。他会拥有繁多的、各种各样的性格，并展现出不同的人物类型。生命短暂，让我们对人的某些特性做出了错误的论断。

善的等级

根据不同等级的利己主义，善也分有等级，如低级、较高级、高级。然而现在，人们要讨论善与道德的关系了，即善是否有道德。例如，宁愿贪婪享受低层次带来的好处（如感官享受），也不要更高层次带来的好处（如健康），这种行为被看作不道德。宁可舒舒服服地生活也不要自由，这种行为也被看作不道德的。但是，善的等级并非在任何时代都固定不变。如果一个人“藐视”司法公正而去寻仇，按照往日文化的标准，这种行为是道德的，而按照现在的文化标准则是不道德的。因此，“不道德”意味着一个人还没有充分感受到，甚至未明晰当时的新文化带来的改变。这种改变指的是一种进步。

善的等级划分并非按照道德的标准来建立和改变，但是，当它确定下来，就要开始决定一个行为是否道德。

残酷意味着什么

如今，我们依然把残酷的人视为原始文化残留下来的不可调和的矛盾体。在这里，人性这座山暴露了原先被隐藏起来的岩层。（与现代人相比）这些落后的人，他们的大脑没有得到良好的遗传，没有得到细腻、全方位的建造。他们以自己的行动向我们证明我们曾经是怎样的，并使我们为之一震。他们无须对自己的行为负责，就像花岗岩不必为它是花岗岩负责一样。

在我们的大脑里，一定有与思想感情相匹配的某条线路，这就好比人体的某些器官和鱼的一些内脏相似一样。但是，这条线路不再是任我们感情在其中流淌的河床了。

感激与复仇时刻提醒着我们

强者心怀感激，基于以下理由：如果他的恩人通过友善行为抢占了他的领域，那么作为报答，他也会心怀感激，以同样友善的行为侵占恩人的领域。这是一种较为温和的复仇方式。如果没有心怀感激的补偿，强者就会表现得脆弱不堪，并渐渐在他人眼里固定为这种形象。这也就解释了为什么在善人的生活圈里，强者都会把感激当作义务。斯威夫特（英国作家，《格列佛游记》的作者）曾说：“人们心怀感激，同时也怀有复仇之心。”

关于善恶的独白

在占统治地位的宗族和种姓（“种姓”在德语中是“源于印度的种姓制度”）的灵魂中，谁有能力做到以德报德、以怨报怨，真正实现知恩图报和有仇必报，那么他就是好人，反之，他无能力进行报答与报复，就是坏人。这就是善恶观念的双重来历。

好人，每个人都具有报答和报复的意识，正因为具有公共意识，他们才能紧密地结合在一起，成为“善的集体”；而坏人，是一群没有公共意识、卑躬屈膝的无能之辈，它们结合为“恶的群体”。在相当长的时间里，好与坏等同于高贵与卑贱，主人与奴隶。相比之下，人们不认为仇敌是恶人，只是因为他们懂得报答与报复。在荷马看来，特洛伊人和希腊人都是好人。反倒是那些卑鄙可耻、没有加害于人的人才是坏人。

在善的群体中，善代代相传，因此在这样的土壤中培养出一个坏人是不可能的事。但是尽管如此，倘若一个好人做了本不应该做的事时，他就会寻找借口。例如，人们会将罪责推到神的身上，说是神让好人丧失理智，变得疯狂起来。

现在，我们再来看看受压迫者、无能者的灵魂。在这里，无论是高贵的人还是卑贱的人，都被看作敌对的、不顾及他人的、剥削他人的、残酷的。“恶”作为表明特性的词被用于人，甚至人们所假定的任何活的存在物，例如神、魔鬼。善被看作陷阱，作为麻痹和蒙骗的手段，总之，它被作为美化了的恶意来看待。人如果一旦有这种思想，几乎不可能形成一个集体，即使形成，也只是集体的粗糙形式，以至于在这种善恶观念占统治地位的任何地方，个人及其宗族、种姓的沉沦就离他们不远了。

我们现在的道德就是在从占统治地位的宗族、种姓的道德基础上发展起来的。

同情比痛苦更痛苦

在某种情形下，同情比单纯的痛苦更加令人痛苦。比如，一位好友正为某件可耻的事感到内疚时，我们就会感到自己在为朋友的这件可耻的事情感到内疚而痛苦，因为我们比他更了解他自己性格上的缺陷。也正因如此，我们比他自己更加疼爱他。同时，倘若他必须为自己犯下的错误承担后果，那么和我们的利己主义相比，他的利己主义使自己更为痛苦。我们的非利己主义无须仔细探究，与他的非利己主义相比，我们更能承受他所犯错误带来的震撼。

窘迫的生活同样富有

科学家们总是对细小的事物给予更多关注，而非罕见的、伟大的事物。这些细小的事物可以看作好意，在人际交往中它们往往是友好思想感情的表达，例如，含情脉脉的一笑、握手等所有人类行为交织在一起的舒适，在教师、官员眼中，这些行为被视为义务。这是人性的不断实现，仿佛是一切事物在其中生长的人性之光的光波。尤其在狭小的范围里，例如家庭内部，生活只有通过种种好意才能幸福地延续。

一个人的善良、谦逊、友善是非利己主义不断涌流的结果，这比同情、怜悯、奉献等表达对文化建设做出贡献的词语更加强有力。虽然因为它们含有少部分非利己主义成分，导致人们低估了它们。但是，当这些点点滴滴聚拢在一起时，其爆发力是巨大的，被列入最强大的力量之列。同样，与忧郁的眼睛所能看到的一切相比，人们会发现世界上还有很多快乐和幸福。人们不能忘记那些舒适的时刻，在那些时刻，无论生活是幸福还是窘迫，每一天都是富有的。

警惕同情心

拉罗什富科说得有道理，在他那段最值得注意的自我描述中，他告诫所有理智的人不要有同情心，他劝说有理智的人把同情心放下来，以便那些需要激情的平民出身的人拥有同情心去帮助苦难者（因为激情不由理智决定），并且在遇到不幸时强力干预；而依他（以及柏拉图）的判断，同情使灵魂虚弱。人们应该表示同情，但是不该拥有同情心，因为不幸者如此愚蠢，以至于对他们来说，表示同情意味着世界上最大的善。如果人们把不幸者的那种需要不理解为愚蠢，不理解为不幸带来的一种精神分裂（拉罗什富科应该就是这样理解的），而是理解为完全不同的东西，更为疑惑的东西，那么人们也许会更强烈地告诫别人不要这样拥有同情心。我们来看小孩子，他们之所以啼哭，是为了得到同情，在等着他们的状况被人注意的时刻；我们可以问自己，这种显露出来的不幸，是不是为了伤害在场者：在场者的同情，在一定程度上对弱者和苦难者来说是一种安慰。苦难者因此意识到，尽管他们有很多弱点，但至少还有一种力量：伤害的力量。不幸者在使他们意识到同情表示的那种优越感中获得了一种乐趣。因此，对同情的渴望就是对自我享受的渴望，而且以伤害在场者为代价，这是那种只顾及自我而完全不顾他人的人，但并不只是拉罗什富科所说的“愚蠢”的人。在社会交际中，在所有问题和回答中，有的是为了给交谈者一点小伤害，因此人们渴望交际，这使他们能感受到自身的力量。但是，会有许多老实人承认伤害带来乐趣吗？会有许多老实人承认在思想中伤害他人，把小恶意投向他人，让他们开心吗？大多数人都不老实，或者有些人又太好，因此对这种说不出口的事一无所知，于是他们就不承认普罗斯佩·梅里美说得有理：“还要记住，没有什么比为了做坏事取乐而做坏事更常见的事情了。”

假象不能把真实吹灭

演员即使感到十分痛苦，也不会终止思考他的角色给人的印象和总体戏剧效果。例如，在他的孩子的葬礼上，他会为自己的痛苦而哭泣，此时，他是自己的观众。如果一个伪君子总在扮演同一个角色，那么最后就会变成这个角色，不再是伪君子。比如神父，他们年轻时总是有意无意地虚伪着，但是最终他们习惯了这个角色，且扮演得流畅自然，那时他们才是真正的神父。或者如果父辈没有走得那么远，那么利用了父辈优势的子辈也许就继承了父辈的习惯。

如果一个人长期不懈地坚持自己想要成为某种人，那么最后他很难成为另一种人。几乎每个人的职业，甚至包括艺术家的职业，都是以伪善、外部模仿开始的。（在人际交往中）有的人总是戴着友善的面具，最终会有一种支配权来支配友好情绪，缺少这种情绪他就无法做到友善交往。最终这种情绪反过来支配他，他就是友好的，即使最初并非如此。

当自我欺骗侵袭而来

仔细观察骗子，我们会发现一件事，而且他们的能量来源皆归功于这件事。在欺骗行为中，骗子们调用了各种“装备”，使用了各种麻痹人的声音、表情、姿态，但是在所有场面里，最令人印象深刻的是自我信仰在他们身上得到了极致的表现。正是这种信仰，让他们充满魅力，能够有力地征服周围的人。与骗子们不同，宗教创建者们从来没有走出“自我欺骗”的状态。也许，他们极少从现有状态里抽身出来，进而审视自己，他们往往将这种审视放到对手那里，借此自我安慰。自我欺骗有其存在的必要性，它可以对某些人产生巨大影响。因为人们十分确信他们所信奉的真理是真实存在的。

所谓真理教会我们的事

生活中的错误结论之一，是由于我们绝对相信某人，他所说的话就是真理。于是，孩子们听从父母的判断，基督教徒相信教会创建者的言论。另外，人们也不愿意面对这种情况，即前几个世纪里人们为了信仰追求不惜牺牲自己的幸福乃至生命，到头来却发现一文不值。也许人们美其名曰“这只是真理的几个阶段”。实质上，人们的真实想法是：有人真心诚意地信奉某事，并愿意为之奋斗、决战，可最后却被人们说他们只不过是为了维护一个虚无可笑的东西，这实在不公平。这种事违背了永恒的正义。因此，一些敏感者总是忽略他们的头脑而做出决定：在道德行为和理智的洞察力之间绝对有而且必须有一种必要的联系。可惜事实并不是如此，因为世上根本不存在永恒的正义。

真挚以对

生活中大多数人都讲真话，并非天上有神禁止人类说谎，而是基于以下两点原因。第一，讲真话比说谎言方便。

编造天衣无缝的谎言，不但需要制造声势，使之像真话，还要有很棒的记忆力。（因而斯威夫特说，说谎者很少能明白谎言背后的沉重负担，一个谎言需要更多的谎言来掩盖。）第二，在简单的人际交往中，和狡诈相比，直接说出我想要什么、我做了什么，等等，更能获得支持，建立威信。

但凡事都有例外，如果一个孩子在复杂的家庭里长大，那么说谎对他来说就是自然而然的，并且总会说些利己的谎话。对他来说，真实感以及对谎言的反感都是陌生的。因而，他说谎时也就无愧于心。

你是否珍爱自身之外的东西

这个想法对想变聪明的人大有裨益：人类基本上是恶人，是堕落者。这种想法是错误的，正如相反的想法也是错误的一样，但是它在所有时代都占统治地位，它一直存在于我们的世界之中。我们要理解自己，就得理解它，要有更高的发展，我们就得超越它。然后我们才会认识到，没有形而上学意义上的罪恶，也没有同样意义上的道德，整个道德观念的领域处在不断变化之中，因此有了不同等级的各种善与恶、道德与不道德的观念。人们渴望某个事物，不过是渴望了解事物，这样他们才容易平静下来，使他们最多会因为无知，而不是因为渴望犯错误（或者如人们常说的，犯罪）。他们将不再想要抵触和销毁这些渴望，完全支配他们的唯一目标，即在任何时候都尽可能完整地去认知，将使他们冷静下来，缓解他们情绪里的一切痴狂因素。此外，他们将摆脱许多折磨人的观念，这让他们在听到“下地狱”“罪大恶极”等这样的说法时无动于衷，他们在其中将只认出错误的世界观、生活观淡薄的幻影。作为人类自我割裂的道德，一个真正专心研究课题的好作者总是希望有人更清楚地去描述同样的课题，并毫无保留地回答其中包含的问题，从而把自己全盘否定掉；一位恋爱中的女孩会希望以爱人的不忠来证明自己的忠贞；一个士兵会希望为了他的祖国的胜利而马革裹尸，因为在祖国的胜利之中他实现了自己的最高愿望；母亲会把自己最珍贵的东西、睡眠、最好的食物，在某些情况下，甚至把自己的健康、自己的本领，都给孩子。然而这一切都是非利己主义的状态吗？难道这些道德行为会因为叔本华“是不可能的然而是真实的”的说法，而成为奇迹吗？在所有这些情况中，人类最爱的是他自己的东西，一个想法、一个要求、一件作品，而不是他自身之外的任何东西。他因此要割裂自己的本性，将其中一部分给他人，这不是很明了吗？这和一个倔强的人说“我就算马上被打死，也不会对这人做一点点让步”又有什么本质区别呢？对东西的爱好（愿望、冲动、要求）存在于上述所有的情况中，对它做出让步而造成的种种后果，无论如何都不是“非利己主义的”。

许诺爱你是表象

人们可以许诺某种行为，但不能许诺某种感觉，因为感觉多变易逝。如果有人许诺永远爱着某个人，或者永远憎恨某个人，抑或永远对某个人忠诚，那么这个人就是在做永远也无法做到的事。但是，他可以就某种行为进行许诺，这种行为通常是爱、恨、忠诚的结果，或者出于其他动机，因为多种动机和行为方式可以产生相同的结果。就这一意义而言，许诺永远爱某人，则意味着：我爱你，我将对你做出爱的行为；我不爱你，我依然可以对你做出爱的行为。表面上，“爱”没有改变，一如既往。因此，当我们清醒地发誓要永远爱一个人时，我们许诺的只是爱的表象，而非实质。

道德与理智

人们必须具有极佳的记忆力，才能信守承诺；人们必须具有超强的联想能力，才能充满同情。道德与理智在某种程度上彼此联系、息息相关。

意欲复仇并付诸行动，好比得了一种“热病”，来得快去得也快。意欲复仇但缺少勇气和力量付诸行动，好比得了一场慢性病，随身携带着毒害自己的毒药。在关注意图的道德内，上述两种情形会得到相同评价，但通常人们认为第一种情形更为恶劣（因为复仇行为会带来无法弥补的后果）。其实，这些观点都是片面的。

缺乏等待能力的悲剧

伟大的诗人了解人们缺少等待的能力，因而从不把等待作为他们诗歌创作的主题。莎士比亚创造了奥赛罗，索福克勒斯塑造了埃阿斯（希腊神话中的英雄）。（在神话中）埃阿斯只要再多给自己一天时间，让情绪冷静下来，他就不会选择自杀。正如神祇所说：“或许他知道是虚荣心在作怪，因而对受害者的可怕诅咒不以为然，他安慰自己说：‘如果有人站在我的位置，他会不把一个禽兽当作偶像吗？（即使如此）这事令人感到畏惧吗？’”其实，这只是一般的人性。

激烈的情感无法等待。纵观伟大人物，他们悲剧命运的产生原因在于无法将其工作往后推迟，哪怕一年或两年，而非通常所认为的他们与时代、同时代人有不可调和的矛盾。他们的情感激烈而持久。在所有的决斗中，观战的人们必须确定一点，即参加决斗的人是否可以等待，如果迫不及待，那么一场决斗无法避免，且合情合理，这时对抗双方会对自己说：“或者我死，或者他死。”在这种情况下，等待则意味着屈辱和经受长期等待的痛苦。也许，这比生命之所值的痛苦大得多。

鲁莽之人，当遭受屈辱时会竭尽所能夸大受辱的程度，并用与事实不相符的语言来说明原因，以便有一天当复仇的火焰燃起时，“理直气壮”地沉湎其中。

人与人等级界限的遗物

当我们面对暴跳如雷者时，应小心翼翼。这就好比面对一个意图杀害我们的人时，我们之所以还活着，是因为他没有能力杀人；如果他的目光冷峻、犀利到足以杀人，我们早就被“杀”了。其实，这是一种较野蛮的文化，它通过外在的形式压迫使人感到恐惧，进而保持沉默状态。（在阶级社会）身份高贵的人常常用冷酷无情的目光对待仆人，这正是人与人之间等级界限的残余，是野蛮的古代社会留下来的“遗物”。女人们，竟成为这些“遗物”的忠实守卫者，甚至捍卫着那些古老的残余。

守住心门

有的人习惯诚实地说出自己的行为动机，并对他人行为动机的好与坏提出自己的想法。这种行为，首先引起他人的不满，进而被人质疑，慢慢地遭到完全的鄙视和唾弃。他被人们宣布为从此不受保护的人，而且一向视而不见或睁只眼闭只眼的法律，将一改往日常态，对这个卑劣的家伙起作用。由于他想窥探别人不想知道的东西，且缺乏对普遍秘密的保守能力，无法做到沉默，从而为自己惹来麻烦，或者牢狱之灾，或者杀身之祸。

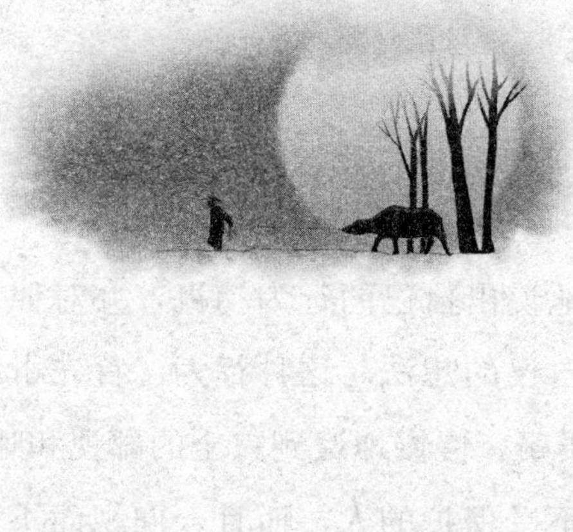

成功是否能衡量道德

“根据成功与否来衡量一个人的行为道德与否”，这是人们的普遍观点，不仅仅是旁观者这样认为，连行为者本人也认同。因为有时人的动机和意图十分模糊，甚至连记忆也因行为的成功变得模糊，以至当人们成功后，会将行为本身归于假的动机，或者把非实质性的动机当作实质性的动机。同样的行为，成功会给予它诚实的光彩，失败则以尊敬的行为掩饰内疚的情感，由此可以理解政治家的行为举止。政治家认为：“拥有成功即可。伴随着成功，诚实的心灵会涌向我，并使我在自己面前变得更加诚实。”由此可见，成功代替了其他更为充分的理由。

爱带给我们什么

为什么人们在“爱与正义”的问题上，高高地赞颂前者而冷落后者，并把爱描绘得如此多彩，仿佛它本质上比正义还好？难道因为从表面看来爱没有正义愚蠢？但是，恰恰由于这样，人们更加喜欢爱。爱虽愚蠢但富有且慷慨，它无私地将自己分发给每一个人，即使有的人并不值得得到它，甚至有的人并不因此而感激它。爱本身没有偏见，它就像雨水。正如《圣经》所言，也如经验所讲，雨水不仅打湿邪恶的人，在某些情况下，也会打湿正义的人。

关于犯人与犯罪环境

每次看到处决犯人，都让我感到比直接目击谋杀案还不舒服。究竟是什么原因呢？这是由于法官的冷酷无情和行刑前的准备工作，还有人们认识到，不久这里将有一个人被当作用具来“警示”他人，达到“杀鸡儆猴”的目的。（在我看来）即使犯了错误，也不应该是错误本身受到惩罚：错误本身在于教育者、父母、周遭的人，在于我们自己，而非犯人一人。我所说的错误，即造就犯人犯罪的环境。

希望背后的喧嚣

潘多拉带来了一个盒子，这是诸神送给人类的礼物。该盒子精美无比，十分诱人，被称为“幸运之盒”。但其实这是一个装满无数灾难的盒子。潘多拉禁不住盒子的诱惑，打开了它，使所有的灾祸和无数邪恶的生命纷纷降临人间。它们到处游荡，伺机危害人类。此时，潘多拉按照宙斯的命令将盖子合上。然而，还有一种灾祸没来得及逃出，被永远关在盒子里。现在，人们习惯在家里放“幸运之盒”，并为自己拥有盒中的宝贝感到欣喜——他们向它发出求助信号，让它为他们效力，如果他们有此愿望的话。事实上，他们不知道潘多拉带来的是灾难之盒，而他们竟把盒子里留下的灾祸——希望——看成最了不起的财富。宙斯之所以这样做，是因为他看到人类尽管受到其他灾难的伤害，却不愿放弃生命，而是放任自己继续受苦难的折磨。为此，他给予人类希望。其实，希望是所有灾祸中最大的灾祸，因为它使人们长久地、不断地遭受苦难。

道德的静谧之地

如何知道我们的激情是否到了道德可燃的程度？炙热的情感是否驾驭了整个生命？这取决于人们是否看到了某些令人激动的场面，例如，目睹一位父亲被不公正地拷打、处决，目睹一位妻子背着丈夫出轨，目睹敌人残酷地进攻。无人知晓周遭环境、愤怒的情绪、同情心会使自己走向何方，没人知道自己的道德可燃程度。但是，凡事由细小关系组成，例如卑微由各种各样的细小“卑微”组成。（由此可见）无论好人还是坏人，其好坏之分并不在于经验的质量，而取决于经验的数量。

关于德行的误解

如果将极端行为视为追求虚荣，将中庸之道视为行为习惯，将小题大做视为恐惧心理，那么我们极少会犯错。谁意识到恶行可以带来快乐？就好像一个放荡不羁的青年，在他看来德行与快乐无关。反之，谁因为种种激情或恶行遭到折磨、困惑，谁就急切希望在德行中获取心灵的宁静与安详。因此，在某种情况下，同样有德行的两个人可以完全不了解彼此。

关于自杀

如果置宗教于不顾，人们很想知道：为什么一个力量逐年递减的年事已高的人，在他看来，与其设置未来的日子，让自己有意义地度过最后几年，不如静下心来慢慢等待“死亡”的降临，这样做更有意义，更受人尊敬。在这种情况下，自杀就是一种可以被理解且顺其自然发生的行为。这种行为从理性角度来看值得敬畏，并且它曾在某些时代里盛行。例如，古希腊哲学的领导人与罗马帝国最正直的人都以自杀结束生命。相反，有些人害怕失去生命，惴惴不安地去看医生，以最痛苦的生活方式活着，没有能力实现生活目标，这些人不被尊敬。宗教有足够的理由让人逃避自杀，于是，很多迷恋生命的人便开始信仰宗教。

人生而不同

当富人拿走了穷人所有的财富，例如贵族夺走了平民的心爱恋人时，穷人就会认定富人的行为十分卑劣，连他仅有的一点点财物也要搜刮走。但在富人看来，自己的行为并非穷人所认为的那么可耻。因为富人拥有太多太多，他无法体会到，对穷人而言这些小小的财物意味着什么，所以他不可能设身处地地为穷人着想，更不用说理解为什么穷人如此鄙视他、仇恨他。

每个人的想法都不同，因此即使是两个人也会有分歧乃至相反的时候。历史上，最令人气愤的是对强者的不公正，远没有它看上去的那么不公正。要做就做最好，做一个地位更高、权力更大的高高在上者。这种代代相传的思想造成了人们的冷漠，使人们的良心得到安宁。当我们知道自己与其他生物之间存在很大差别时，就不会感觉到不公正。例如，我们打死一只蚊子而没有感到良心不安。因此，薛西斯（波斯国王，古希腊人将其看作特别高贵的人）只因为孩子对部队作战表示胆怯、怀疑，就从孩子的父亲手里夺过孩子，下令将其剁成肉泥时，这种做法并不被看作卑劣的行为。在这种情形下，个人的地位极低，他就像一只令人不快的昆虫被消灭掉，而且人们绝不允许这样的人引起统治者的不安与不快。

其实，任何残暴的人都没有受害者所认为的那么残忍，正如我们对痛苦的想法和对痛苦的承受不是一回事一样。这种结论同样适用于不公正的法官，适用于以无关痛痒的假话来错误引导舆论的新闻记者。在所有的境况里，因果都是由不同的思想和感觉构成的，但人们却情不自禁地坚持认为施害者和受害者都拥有相同的思想和感觉，并依照这种认知来评判一个人应该对另一个人的痛苦负责。

虚荣是心灵的表皮

正如骨头、肉、血管、内脏等隐藏在表皮下，使人看起来不难看，可以彼此接受一样，心灵的骚动与热情隐藏在虚荣下，可以说，虚荣是心灵的表皮。

当德行卧床休息后，它醒来时更加精神焕发。

人们不齿于思考肮脏龌龊的事物，但是当人们意识到别人了解他们存有某种邪恶的想法时，他们就会感到羞耻。

很多人没有恶意，因为他们在自己的事情里过于忙碌。

自杀不在你的清单中

人们对一个人是赞美还是批评大致基于这种情况，即这个人是否能提供更大的空间，以使人们的判断力得到最大程度的发挥。

有法律规定我们可以剥夺一个人的生命，但没有法律规定我们可以剥夺一个人的死亡（指自杀行为），这实在不公平，过于残忍。

虚荣的人乐于取悦自己

我们很看重别人对自己的赞美，因为人人都有一颗渴望满足且虚荣的心，另外，（潜意识里）我们希望别人开心（孩子希望父母开心、学生希望老师开心、好心人希望所有人开心）。现在，我们弃这两种原因不顾，即赞美对人的重要性和希望别人高兴的心理，单纯地谈谈有关虚荣的问题。就此而言，一个人若想快乐起来，需要以周围人为媒介，因为他要引诱他人对自己进行一个错误的评价，或者致力于某点的好评（如嫉妒），但这点在某种程度上使他人痛苦。

（通常说来）一个人要通过别人对自己的评价来肯定自己，并努力做到最好，使评价名副其实。但是和人类古老的习惯一样，我们惯于服从权威，让自己的信念取决于权威，换言之，就是听从别人的看法。我们宁肯相信别人的判断力也不相信自己。在虚荣的人看来，寻找快乐和幸福的途径，需要引诱他人对自己做出一种过高的“评价”，但是又坚持别人的权威性。也就是说，他们不仅导致了错误，还十分相信错误。由此可见，与其说虚荣的人在取悦别人，不如说他们在取悦自己。他们这样做仅仅是为了得到快乐和自我享受，但往往忽略了自身的优点，甚至不惜以周围人对他们产生恶意、敌意、嫉妒和损害为代价。

博爱的界限

有些人咒骂别人是坏蛋、无耻之徒，然而当事实证明那人并非这些人所认为的那样，他们便会怒不可遏。

道德为人们提供了欢愉。当人们沉浸在某件崇高而感人的事迹中时，激动的泪水可以变成汪洋。倘若世间开始崇尚无责任心的信仰，并任其蔓延下去，那么这种魅力将会在生活中消失。

人与正义的距离

正义起源于哪里？关于这一问题，古希腊哲学家修昔底德，在雅典同米洛斯的使者进行的谈话中，阐述了自己的想法。他认为，正义起源于力量相当的双方之间。例如，一场斗争中如果没有清晰可辨的优势，那么斗争就是一场毫无结果的相互伤害。如果是这样，斗争中哪里还会有相互达成谅解并就双方要求进行谈判的想法，达成共识的特点就是正义的原始特点。

一个人为了得到他比别人更珍视的事物，会竭尽全力使别人感到满意。比如，他把想要今后拥有的东西给别人，作为回报，他也得到了他想要的东西。因此，正义便是在权力相等的前提下的报答与交换。从这点来看，感激属于正义，复仇也属于止义。正义的本质无非是利己主义的合理化，它的存在在于保护自我："为什么我要不断地伤害自己，而这种行为又无法达到我的目的？"

按照人们的智力习惯——健忘，如今，人们已经忘记了正义的本来目的，特别是，近几千年来人们不断接受这样的观念，即要他们崇尚并模仿高尚行为。于是人们产生了刻板印象，仿佛不利己的行为就是正义的。但事实上，对这行为的高度评价正是建立在这种表面印象的基础之上的，而这种评价还在不断地增长。因为受到高度评价的东西要用牺牲精神来争取，另外，每个个人所做的努力与追求的价值也被添加到被评价事物的价值上而发展着。

如果世人不健忘，那么多么没有道德啊。因此有诗人说，上帝把健忘作为看门人安置在人类尊严之庙的门槛上。

那些弱者教会我们的事

在某种情况下，一方处于弱势，例如被包围的一座城市，力量弱小，处于弱势，它能向更强大的力量屈服。那么，反过来讲，这个弱小的力量也可以摧毁自己，摧毁这座城市，从而给强大者造成损失。因此，权利应建立在平等之上。但是，敌方拥有保留权利的优势，这点也适用于奴隶和奴隶主之间的权利。准确地说，它们的关系是这样的：对奴隶主来说，保留奴隶很重要，非常有用。

权利原本就体现在，对一个人来说另一个人很有价值、不可失去，其程度大小决定权利大小。在这方面，弱者同样有权利，不过很小。正如那句名言“一个人权利有多大，其权利就有多大”，或者更准确地说就是：“一个人被认为拥有多大权利，就有多大权利。”

人类道德的三个阶段

第一个阶段：由猿猴变成人。这时，他的行为意识不再着眼于获取暂时的幸福，而是变得有价值和具有目的性，由此产生了理性的自由统治。

第二个阶段：按照荣誉的原则行事。较前一阶段，此阶段更为高级。根据此原则，他会让自己的行为适应于周围的环境，顺从大家的意志。这样，他就超越了原先听从自己支配的个人行为阶段。现在，他期望给人以尊敬，同时得到他人的尊敬。也就是说，他会根据他对别人以及别人对他的判断来行事。

第三个阶段：按照人类的标准行事。这是发展至今的道德的最高阶段。按照这一标准，他希望自己，也希望别人去做一些光荣而有价值的事。渐渐地，他成了“裁判者”，判断哪些行为具有价值，而且值得人们尊敬。知识使他分辨出哪些事物最具有价值，换言之，就是优先考虑普遍的、具有持久价值的事物，而不考虑个人的利益得失。可以说，处于第三个阶段的他，是为集体生活、行事的。

理解自己

至今，人们仍把非个人行为看作道德的真正标准。实践证明，当一个人的行为具有普遍有用性时，人们才会对这种非个人行为大为赞赏。但现在，越来越多的人意识到，出于自身考虑做出的行为，才最有普遍有用性，才符合大众的利益。因此，严格意义上的个人行动才符合现在的道德观念（作为一种普遍有用的概念）。

那么，这时人们在观念上要有一些改变。人们希望自己成为完美的人，并在他所做的所有事情中看到至善至美。这比原先有些人为了表现道德高尚，故意流露出同情，甚至做出帮助他人的行为，更有前途。

虽然意识到了这点，但我们仍会因不重视自己身上的个人因素而碰壁、吃苦，对个人因素的培养来说极其糟糕。我们需要承认这点：我们宁可忽视身上的个人因素，也心甘情愿为国家、为科学、为需要帮助的人做出牺牲，仿佛必须除掉身上的坏东西。即使现在，我们也愿意为朋友、同事做事，只因为我们在做事时可以发现自身的优点，且获得满足感。当然，这要看一个人如何理解自身的优点，如何从中获得满足感。那种不成熟、思想偏激的人会较野蛮地理解这个问题。

传统习俗的轨迹

所谓讲道德，本质上是指服从自古以来建立的某种传统习俗或法则。不管人们是欣然接受，还是被迫接纳，只要人们遵循即可。道德规范一旦形成，在长期流传之后，人们就会顺其自然地做符合道德规范的行为。例如，复仇是古希腊的习俗，属于道德范围，当一个人受到伤害，进行报复乃理所应当。由此看出，只要人们遵循传统习俗做事，就被称为“善举”。与此相对，一旦人做出不符合习俗之事，违背传统，不管这传统是否具有合理性，甚至极为愚昧，但此种行为仍被看作“恶行”。在各个时代的所有习俗法则中，最具伤害性的行为当属伤害周围的人。以至于现在，每当提到“坏”，我们首先想到的就是对周围人的伤害。

我们区分道德与不道德、善与恶的标准，并非简单的“利己”或“不利己”，而是是否受传统习俗、法则的制约。传统习俗如何形成无关紧要，不管在哪种情况下，它都是出于保护一个团体、一个民族而诞生的，与善、恶无关。在错误解释的基础上产生的每种迷信的习俗都会强行实施一种传统，遵循这种传统就是合乎道德，反之，则不道德，甚至存在危险，因为这种行为对团体来说比对个人更加有害（因为神将亵渎神灵的罪恶和对神权的任何侵犯归罪于团体的时候，只有通过惩罚个人才行得通）。

传统习俗的起源越是久远，越被人遗忘，就越是不断变得更加令人敬畏。它受到的尊敬一代又一代地堆积，最后变得神圣起来，唤起人们的敬畏之情。因此，不论在什么情况下，遵循传统习俗的道德都比要求不利己的道德更为古老。

快乐因何而来

快乐是重要的道德源泉，从习惯中产生。当人们做习惯的事情时，会感到得心应手，效果出色，因而也更喜欢做。做习惯的事，人们感到愉悦。另外，习惯是经验的结晶，经受了生活的种种考验，因而是有用的。这与新鲜的、未经受考验的尝试相比，更具有安全感，事实也证明，从事习惯性行为是健康的、有裨益的。因此，我们可以说习惯是愉悦与有用的结合。

出于习惯，人们做事时很少进行其他思考，因为对他们来说，习惯是已得到证明的处世之道，不必徒增烦恼。个人习惯了依照习惯做事，同样，一个由个人构成的团体会不自觉地强迫每个个人遵循同样的习惯。

其实，从习惯中得到快乐是一个错误的理论。因为做习惯的事感到高兴，或者至少靠它得以存在，所以这种习惯就是必要的，并是人们借此获取愉悦的唯一可能性。但是，生命的愉悦并非单单从习惯那里滋生出来。之所以有此结论，和当时的特定环境有关。比如，在生产力水平较低的民族与文化当中，对真正因果关系的洞察凤毛麟角，因此人们带着对迷信的恐惧认为，遵循同样的轨道运行才安全。

事实上，同样程度的幸福也能在其他习惯中存在，甚至可能达到了最高的水平。或许人们已觉察到，所有习惯，甚至最严厉的习惯，随着时间的推移也会变得更加令人愉快、更加温和，在这种情况下，人们极易获得快乐，由于对快乐的贪婪，人们很少愿意改变。

你为什么不快乐

一个人可以通过自身获得快乐，在人际交往中，他又能通过别人获得一种新的快乐。由此，他不断扩大自己的快乐领域。也许在他现有的快乐中，遗传有动物的“快乐基因”，当动物们在一起玩耍，尤其是母兽与幼仔玩耍时，快乐无比。在男女关系中，每一位女子都能从她心爱的男人那里获得快乐，反之亦然。总之，在人际交往中，快乐能改善彼此，使人更具有善意。

人们在一起共同享受快乐的感觉时，提高了快乐本身。快乐让人具有安全感，使人善良，它能消除嫉妒心，使彼此信赖。当人们沉浸在快乐幸福中时，他看到别人也以同样的方式感到幸福快乐。相同的感觉使人们产生相似的面部表情，进而激发出内心世界渴望快乐的心理。例如，遭受同样的痛苦、遭遇同样的恶劣天气、面对同样的危险、应对同样的敌人，会产生同样的效果。最古老的联盟即在此基础上建立，其意义在于，防御和消除共同的敌人，使领土内的每个人都不再被威胁所迫。因此，社会本能出自快乐。

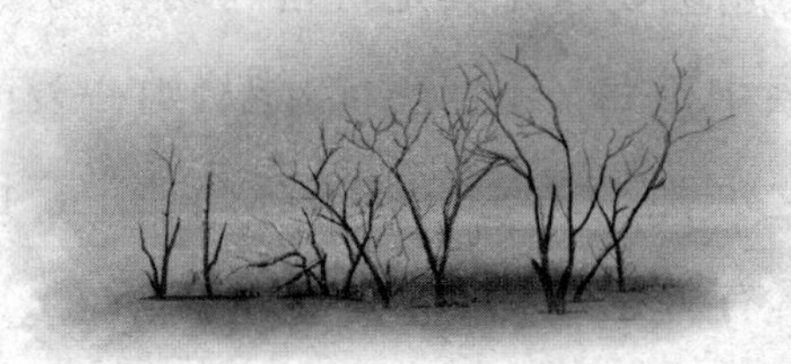

神秘的殿堂

在宗教领域里，哪里有“神秘”哪里就有羞耻。在人类文明早期，它的范围极广，到处是封闭的区域，神有权力决定你是否可以入内。除非在特定条件下，尤其从空间来讲，有些地方禁止外来人进入，因为，这些人在这里会感到恐惧不安。渐渐地，这种感觉蔓延到生活的其他关系中，例如性关系。性作为成年人特有的权利和秘密殿堂，为了防止未成年人的思想遭受“毒害”，便想尽办法不让他们看到，哪怕只是一眼。在宗教乃至神话传说中，许多神被设置专门保护这些关系并使之神圣，可把他们看作婚房的守护神（在土耳其语中，这样的闺房叫“圣地”，与伊斯兰教寺院前院的名称相同）。因此，对于被征服者来说，作为权力辐射中心的王权是一种秘密与羞耻并存的神秘，至今，它依旧影响着某些人。同样，人的内心世界，即所谓的“灵魂”，经历无数时代后，被认为是神之所在。这对现在，甚至是将来的非哲学家来说，依旧是种神秘。它是一个神秘的殿堂，能唤起内心的羞耻感。

遵循你内心的判断

我们必须注意，在思考历史的时候不要陷入一种不公正的批判。我们不应按照我们今天的标准来衡量奴隶制，认为它不公正，对个人和民族的征服是残酷的。因为当时正义的本能还没有大范围形成。谁能指责日内瓦的加尔文烧死了塞尔维特医生的行为？这是一个源于他的宗教信仰前后统一的行为，宗教裁判所也一样有充分的理由；不过占统治地位的观点是错误的，才产生了一个对我们现在来说是残酷的结果，因为那些观点对我们来说已经陌生了。而且同几乎等待着所有的人永久下地狱的惩罚相比，烧死一个个体又算得了什么！这个观念当时占着统治地位，却也没有以其最大的恐怖，从根本上侵犯一个上帝的观念。但在我们这里，就连政治派别的成员也受到了残酷的对待，但是因为人们学会了相信国家的必要性，所以人们在这里不像在我们批判那些观点时感觉那样残酷。小孩子和意大利人之所以对动物残酷，是源于不理解，特别是在宗教教义中，动物的地位远低于人。甚至连人们几乎不敢相信的，历史上许多恐怖的、不人道的事情也变得不那么可怕了，因为人们认为，发令者和执行者是不同的人：前者没有亲眼看到事情的经过，无法通过想象在脑海留下强烈印象；

后者是为了服从命令，认为自己没有责任。由于缺乏想象，王侯们和将军们很容易显得残酷，而实际上并不是这样。利己主义不是恶，因为“邻人”这个词源于基督教，我们对它就像对植物和石头一样感觉自由而不负有责任。应该了解别人的苦难，但绝不可能了解全部。

辩证地看待不道德

当自然界的雷雨天气把我们浇湿，仿佛是个落汤鸡，我们不会抱怨它不道德。可生活里，为什么我们会把伤害他人的人说成是不道德的呢？因为在这种情况下，我们会把此行为看成任由个人意志支配所进行的一次专断统治；而前一种情况，（被雨水打湿）是一种必然，不受人控制（然而，这种简单区分是错误的）。其实，在任何情况下，我们都不能称故意伤害为不道德的行为。例如，人们毫无顾虑地杀死一只蚊子，只因为它在耳边不停地嗡嗡叫；人们故意惩罚罪犯，使他遭受痛苦，是为了保护自己与社会。在前一种情境中，人们为使自己摆脱不快，出于保护自身的目的，才故意做出伤害的行为；在后一种情境中，人们在保护自己的同时，也在保护国家。在道德范围里，出于自卫而故意伤害情有可原，也就是说同自我保护有关。这种观点足以解释人类社会里所有的恶行：因为人们要得到快乐，要消除获得快乐的障碍。不论从哪个角度分析，这都同自我保护有关。哲学家苏格拉底和柏拉图认为：无论一个人做出什么行为，他总是在做善事。也就是说，按照他的智力水平及理性程度，他在做自己认为具有善意（有价值）的事情。

自卫与道德

如果称自卫为合乎道德的行为，那么我们就必须认为所谓不道德的利己主义行为也合乎道德。抢劫、杀人、制造种种痛苦，都是人们为了保护自己或使自己免遭不幸。当人们出于自我保护的心理时，会采取狡诈行为，不惜以谎言蒙骗对方。总之，当涉及自我安全意识时，故意伤害被承认为合乎道德。按照此观点，非故意伤害中就不存在不道德的因素，因为是偶然性在起作用。既然如此，有没有一种故意伤害不涉及我们的幸福呢？有没有一种纯粹的恶性伤害，例如残酷行为中的表现？如果一个人不了解某种行为会带来多大痛苦，那么这就不是恶的行为。因此，孩子们把玩动物、研究动物，甚至摧残动物，其行为并非恶意，他们只是把动物当作自己平时玩的玩具罢了。但事实上，人们真的了解某个行为会对他人造成多大痛苦吗？

倘若我们可以控制自己的神经系统避免痛苦，继而将这种能力发展到其他人身上，那么我们就不会给他人造成痛苦，除非在这种情形下我们为自己带来痛苦，比如因为治疗而开刀，因为富有而吃苦耐劳。按照这种逻辑，我们可以得出这样的结论：某事物令某人感到痛苦，在回忆和想象力的作用下，它甚至使我们感到讨厌。但是，例如在牙痛和牙痛引起的痛苦之间存在什么区别呢？

在恶性伤害中，其产生的痛苦程度我们无法知道，无论在什么情况下。但是在行为中有快乐，就会有行为发生来保护我们的幸福，这也就符合了关于自卫和说谎的观点。缺少快乐就缺少生命意义，为快乐进行的斗争实际上就是为生命进行的斗争。有时，人们将个人进行的这种斗争称为善，进行的那种斗争称为恶。对斗争善与恶的判断，取决于人们智商的高低与性质。

正义的真实一面

当你了解有关不负任何责任的理论后，便不会把做出赏罚的正义行为归到正义范围里，除非“赏罚”在于给每个人他自己的东西。因为被罚的人，只是作为一种警示以防止未来出现某种行为，所以不该受到惩罚；受到奖赏的人，只是做了他应该做的事。对于很多人来说，奖赏具有鼓励的意义，能为日后的动作行为提供动机。（但要注意把握机会）对一个正在跑道上赛跑的人进行赞美，比对一个已经跑到终点的人进行赞美更有效、更实际。赏与罚并非适用于每个人，对一个人进行赏或罚的同时要给出充分的理由。

俗语有言，“聪明人不因恶行而进行惩罚，是为了从此不再有恶行发生”。如果取消赏罚制度，与此同时，一个人做某件事或不做某件事的动机就会消失。人类正是出于利益考虑，才让它们得以继续。人的虚荣心为赏罚制度提供了温床，正如另外一句俗语所说“聪明人不因善行而行赏”。

不要被自由意志蛊惑

在瀑布旁，我们看见飞起的浪花，翻滚的、曲线优美的波浪，仿佛看见了人类意志的自由和随心所欲。天地万物都能通过数学计算算出每一个运动，包括人类行为。假如人们全知全能，他们就会事先算出每一个个别行为，算出人类发展中的每一个进步，每一个错误。如果时间之轮有片刻停止转动，并且有一个无所不知、神通广大的智者利用这个间隙，那么他会讲出每个物种最久远的未来，并能描绘时间之轮在其轨道上留下的痕迹。人们有时被错觉蒙蔽，例如关于自由意志的假设，其实需要通过计算得出结论。

道德领域的一切都在变幻

如果认知者习惯于在责任和义务中看到人性的特殊荣耀，那么人对其行动和本质的不负责任，必将成为他吞下的最苦的药，他的全部评价和全部好恶会变得一文不值，变成一种错误：他给受苦者和英雄的最深厚的感情，竟然是错误的，他不能再赞美、再评判，因为这都是愚蠢的。比方说，他喜爱精美的艺术品，但是不能赞美它，因为它不能独自做任何事情。同样，他也必须站在人的行动面前，站在他自己面前。他可以赞美这些行动，但是不可以在其中找到任何功绩。在善与恶之间没有类的区别，最多只有程度的区别。善行是恶行的升华，恶行不过是善行转变得粗鲁、愚蠢的结果。个人对自我享乐的唯一要求（以及对失去它的恐惧）在任何情况下都会得到满足，人可以如他能够做的那样去做，即如他必须做的那样去做。每个社会、每个人都是依照善的等级顺序，来决定自己的行为和判断他人的行为。但是这个标准在不断变化，有许多被称为恶的行为，不过是愚蠢而已，因为决定做出这些行为的人的智力程度很低下。从某种意义上讲，甚至现在所有的行为都是愚蠢的，因为人类的智力以后必定还会被超过，然后回头看现在的行为，一切都将显得愚蠢而草率，就像我们现在看那些落后的部落觉得他们愚蠢、草率一样。

通过最初的尝试，来看人类能否从道德的人变成明智的人。新的知识认为，一切都是必然，而这种知识本身也是必然。一切都是无辜，知识则是帮助你看清这种无辜的必经之路。如果欢乐、自私、虚荣对于产生道德现象是必要的，如果荒谬和误导是人类自我启蒙和自我拯救的唯一手段，那么谁又可以忽视这种手段呢？谁又会为这条路所通向的目的地而懊丧呢？是的，道德领域里的一切都在变幻。但是，一切都在流向一个目标。也许那种遗传下来的估计错误、爱恨颠倒的习惯继续在起支配作用，但是在增长的知识的影响下，它的力量被削弱了：一种善于理解、没有爱恨、高瞻远瞩的新习惯逐渐被培育出来。也许几千年以后，其支配力将强大到足以让人类定期产生明智的、无辜的（意识到无辜的）人。

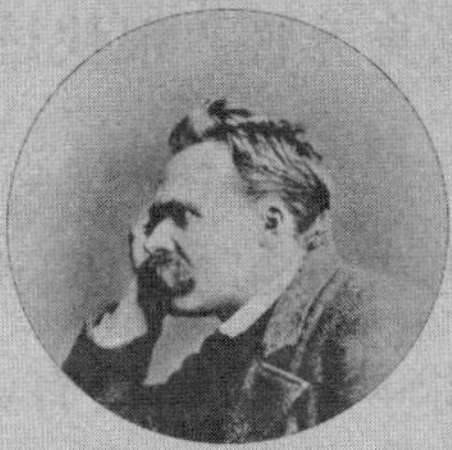

查拉图斯特拉如是说

查拉图斯特拉在他 30 岁的时候，离开了故乡的湖，来到山上。他在那里修身养性，很快过了 10 年。10 年内，他的内心发生了变化。

一天早晨，他对冉冉升起的太阳说：

“啊！伟大的星球啊，如果没有人给你照耀，你的幸福在哪里呢？

“10 年来，你每天都向我的山洞走来，假若没有我和我的鹰与蛇，你会厌倦这条旧路吧。每天早晨，我们等着你，我们获得了你的光明，因此我们祝福你。

“看！我就像蜜汁过多的蜜蜂一样，我对我的智慧厌倦了；我需要人伸出手来接受我的智慧。

“我要传播我的智慧，直到聪明的人因为自己的狂热而欢乐，穷困的人因为自己的财富而快乐。

“因此，我要落到最深的地方去，就像夜间你把光明送到海下的世界一样。我要‘下山’，人间就是这样称呼这件事的。

“祝福我吧，你这平静的眼睛能够不妒忌一个无边的幸福！查拉图斯特拉又要再去做人了。”

——查拉图斯特拉如是下山。

不要停止去爱

查拉图斯特拉走进森林里的时候，发现一个老者站在他的前面，这老者是离了他的茅舍，来到森林里寻找树根的。他对查拉图斯特拉说：

“这个旅行者，我与他曾见过一面：多年前，他曾路过这里。他的名字是查拉图斯特拉，但是他现在变了。那时节你把你的灰搬到山上去，现在你要把你的火带到谷里去吗？你不怕受‘纵火犯’的惩罚吗？

“查拉图斯特拉变了，他变成了一个孩子；查拉图斯特拉现在是一个觉醒的人了。你现在要到睡着的人群里去做什么呢？”

查拉图斯特拉回答道：“我爱人类。”

“我为什么，”这位圣哲说，“逃到这森林中的孤独里呢？不正是因为我曾太爱人类了吗？现在我爱上帝，我不爱人类。我觉得人是一个太不完全的物件。人类的爱恨情仇可以毁了我。”

“什么也不要给他们！”这位圣哲说，“你可以取走他们的一点负担，而替他们扛着——只要你高兴这样，他们自然是欢喜不过了。既然你现在想赠予他们，那就不要给他们多于赏给乞丐的布施，并且让他们向你请求吧。”

“不，”查拉图斯特拉答道，“我不布施什么，我还没有到这种地步。”

这位圣哲开始笑查拉图斯特拉了，他说：“那么，你就试着让他们接受你的宝物吧！他们不相信孤独者，也不信任我们是来赠予的。

“在他们的耳朵里，我们走在街上的脚步声，响得太孤独了。就像他们夜里躺在床上，听到一个人在黎明前走路一样，他们会自问：这窃贼往哪里去呢？不要到人群里去，留在森林里吧！熊归熊群，鸟回鸟窝，——你为什么不愿意和我一样呢？”

“在森林里，圣哲干什么事呢？”查拉图斯特拉问。

这位圣哲答道：“我笑、我哭、我唱：我这样赞美上帝。可是你带了什么礼物给我们呢？”

查拉图斯特拉听完了这些话，他向这位圣哲行礼道：“我能带什么礼物给你们呢？还是让我快点走吧，这样我就不会拿去你什么东西了！”于是他俩互相告别，笑得和两个孩子一样。

查拉图斯特拉独自走着，他对自己的心说：“这怎么可能呢？这位老圣哲在他的森林里，还没听说上帝已经死了！”

我教你们什么是超人

查拉图斯特拉来到最靠近森林的城市。发现市场上聚集着许多人：原来有人预告，有一个走软索的人要来表演。于是，查拉图斯特拉对人群说：

“我教你们什么是超人。人类是应该被超越的。到现在，所有生物都创造了高于自己的种类，难道你们愿意回归兽类，不肯超越人类吗？

“猿猴对人是什么？一个讥笑或是一个痛苦的羞辱。人对超人也是这样：一个讥笑或是一个痛苦的羞辱。

“你们跑完了由虫到人的旅途，但是在许多方面你们还是虫。从前你们是猿猴，便是现在，人比任何猿猴还像猿猴些。

“现在，我教你们什么是超人！超人是大地的意义。让你们的意志说：超人必定是大地的意义！兄弟们，我祈求着：忠实于大地吧，不要信任那些对超越大地希望的人的夸夸其谈！无论有意还是无意，他们是放毒的家伙。他们是生命之轻蔑者、将死者，他们自己也是中毒者。

“从前侮辱上帝是最大的亵渎，现在上帝死了，因之上帝的亵渎者也死了。现在最可怕的是亵渎大地！

“现在，我教你们什么是超人！超人就是这大海。

“你们能体验到的最伟大的事是什么呢？就是大轻蔑的时刻。那时候，你们的幸福，使你们觉得讨厌，你们的理智和道德也是一样。

“那时候，你们说：‘我的幸福算什么！它是贫瘠、污秽与可怜的自满。可是我的幸福正应当使生存有意义！’

“那时候，你们说：‘我的理智算什么！它是否渴求知识就像狮子喜爱追捕猎物一样呢？它是贫瘠、污秽与可怜的自满！’

“那时候，你们说：‘我的道德算什么！它还不曾使我狂热过。我是怎样地疲倦于我的善与恶！这一切都是贫瘠、污秽与可怜的自满！’

“那时候，你们说：‘我的正义算什么！我不觉得我是焰与炭。但是正直者应当是焰与炭！’

“那时候，你们说：‘我的怜悯算什么！怜悯不是那钉死爱人类者的十字架吗？但是我的怜悯不是一个十字架刑。’

“你们已经这样说过了吗？你们已经这样喊过了吗？

“这不是你们的罪恶，而是你们的节制。

“那用舌头舔舐你们的闪电在哪里？那给你们注入的疯狂又在哪里？

“现在我教你们什么是超人：他便是这闪电，这疯狂！”

查拉图斯特拉说完了这些话，群众中的一个人喊道：“我们听够了那个走软索的家伙了，让我们看看他吧。”于是群众都笑查拉图斯特拉。而走软索者以为大家要求他出场，便出场表演。

人，是一个过程与一个没落

查拉图斯特拉看着人群，感到很惊奇。于是他又说：

“人类是一根系在兽与超人间的软索——往彼端去是危险的，停在半途是危险的，向后瞧也是危险的。人类的伟大之处，正在于它是桥而不是目的。人类的可爱之处，正在于它是一个过程与一个没落。

“我爱那些只知道为没落而生活的人，因为他们是跨过桥的人。

“我爱那些大轻蔑者，因为他们是大崇拜者。

“我爱那些为建设超人的住宅、为预备大地和动植物给超人工作而发明的人，他们追求着自己的没落。

“我爱那些珍惜自己道德的人：因为道德是没落之意志和一支渴望的箭。

“我爱那个人，他不保留精神的任何一部分给自己，而欲成为他的整个的精神：这样，他在精神上跨过桥。

“我爱那让自己的道德成为自己的倾向和命运的人：这样，他可以为自己的道德，或生或死。

“我爱那不愿有多种道德的人。一种道德胜于两种道德。

“我爱那浪费灵魂的、不受谢也不致谢的人：因为他常常给予，什么也不私自留着。

“我爱那个人，他看见色子有利于他而心怀愧疚，他问自己：我是一个作弊的赌博者吗？——因为他愿意死灭。

“我爱那实践多于承诺的人：因为他追求着自己的没落。

“我爱那使未来的人生活有意义，而拯救过去者的人：他愿意为现在的人死灭。

“我爱那惩罚上帝的人：因为他爱上帝，因为他要因神怒而死灭。

“我爱那个人，他即便在受伤时灵魂还是深邃的，而一个小冒险可以使他死灭：这样，他将毫不迟疑地过桥。

“我爱那因灵魂过满而忘记自己的人，万物皆备于其身：这样，万物成为他的没落。

“我爱那精神与心都自由的人：这样，他的头只是他的心的内脏，但是，他的心使他没落。

“我爱那些人，他们像沉重的雨点，一颗一颗地从悬空的黑云中降落：它们预告着闪电的到来，像预告者一样死灭。

“看！我是一个闪电的预告者，一颗自云中降落的重雨点：这闪电便是超人。”

正视伤痛，才会清醒

查拉图斯特拉说完这些话，他看着人群沉默起来。

“他们站在那里。”他向自己的心说，“他们现在开始笑：他们完全不了解我，我的舌头与他们的耳朵太不对劲了。难道要撕掉他们的耳朵，让他们学着用眼睛听话吗？

“他们不愿听到‘轻蔑’这个词被用在他们身上。我应当把骄傲告诉他们。

“我将向他们讲说最可轻蔑之物，那便是‘最后的人’！”

于是，查拉图斯特拉开始向群众说：

“人类给自己决定目的的时候到了。人类栽种最高希望之芽的时候到了。

“现在土壤还相当肥沃，但是有一天，它会变成不毛之地，任何大树不能在上面成长。

“我跟你们说：你们得有一个混沌，才能产生一个舞动的星。我向你们说：你们还有一个混沌。

“不幸呵！人类不再产生星球的时候近了。不幸呵！最可轻蔑人的时候近了，他会不知道轻蔑自己。

“现在我把‘最后的人’展示给你们看。

“‘爱情是什么？创造是什么？渴望是什么？星球是什么？’——最后的人如是问，而眼睛一开一闭着。

“那时候，大地会变得更小些，最后的人在它上面跳跃着，他使一切变小。他的族类和跳蚤一样不可断绝，同时他也生活得最久。

“‘我们发现了幸福。’——最后的人说，眼睛一开一闭着。

“他们抛弃了难以生存的地带：因为他们需要热。他们爱邻人，和邻人摩擦着：因为他们需要热。

“他们谨慎地前进着。

“他们时刻吃一点毒药——给自己许多美梦。最后吃得多些，惬意地死去。

“他们工作，因为工作是一种消遣。他们小心地不使消遣损害自己的身体。他们不再变富或穷，这是两件费力的事情。谁又愿意统治呢？谁又愿意服从呢？这也是两件费力的事情。

“这样，有羊，而没有牧羊者！大家平等，大家的希望一致：谁有别的情感，便是甘心进入疯人院。

“‘从前的人都是病狂的。’——他们中间的奸巧者说，而眼睛一开一闭着。

“他们偶尔争执，但立刻言归于好，——唯恐损伤了自己的胃。

“他们白日有他们的小快乐，夜里亦是如此：但是他们十分爱惜健康。

“‘我们发现了幸福。’——最后的人说，而眼睛一开一闪着。”

查拉图斯特拉第一次说教时，群众的呼喊与欢乐打断了他。“啊，查拉图斯特拉，把最后的人给我们吧，”他们叫道，“把我们做成最后的人吧！我们把超人完整地还给你！”人群狂叫起来。但是，查拉图斯特拉却忧郁地向自己的心说：

“他们全不了解我：他们的笑里有怨恨，他们的笑里有冰霜。”

做精神的主人

我告诉你们精神的三种变形是：精神如何变成骆驼，骆驼如何变成狮子，最后狮子如何变成小孩。

许多重负是给精神承担的：精神要求重的和最重的负担。

“什么是重的？”精神如骆驼似的跪下，承担了一个真正的重负。

“英雄们，什么最重的？”能担载的精神如是问，“说吧！让我载着，让我的大力爽快爽快吧。”

以自卑来损伤高傲，以疯狂来揶揄智慧：这个是不是呢？

当自己的主张庆祝胜利时，抛弃了这主张。爬上高山去挑拨诱惑者：或许是这个吧？

以知识之果与草自给，为了真理而使灵魂受饿：或许是这个吧？

患病而拒绝安慰，交给永不会了解你愿望的聋人：或许是这个吧？

只要那是真理之水，不顾污秽地跳进去，而不嫌恶冰冷的和发热的蛙：或是这个吧？

亲善我们的轻蔑者，伸手给想让我们惊怕的妖怪：或是这个吧？

这一切重负，勇敢的精神都承担在身上，忙着向它的沙漠走去，像负重的骆驼忙着向沙漠走去一样。

在最寂寥的沙漠中，完成了第二变形：在这里，精神变成狮子，他想征服自由而主宰自己的沙漠。

在这里，他寻找自己最后的主人：他要与巨龙争胜。

谁是精神不愿称为主人与上帝的巨龙呢？“你应”是它的名字。但是，狮子之精神说：“我要。”

“你应”躺在路上，警觉地等候着狮子之精神；它穿着金光闪闪的盔甲，每个鳞上都有“你应”的金字！千年来的价值在这些鳞上放光。最有权力的龙如是说：

“万物的一切价值都在我身上闪耀。

“一切价值都已创造。而一切已创造的价值——那就是我，真的，‘我要’不应存在。”

兄弟们，精神之狮子用处在哪里呢？骆驼不是已足够了吗？

创造新的价值——狮子亦不足为此：但是为了新的创造而获取自由，——这正需要狮子的力量。

创造自由和一个神圣的否定以对抗义务：兄弟们，这是狮子的工作。

取得创造新价值的权利，这是精神最可怕的征服。

从前它以“你应”为最神圣之物：现在它不得不在这最神圣之物里，寻找荒谬与暴虐，使它可以用爱掠夺自由。为着这种掠夺，我们需要狮子。

但是，兄弟们，请说，狮子所不能做的事，要小孩又有什么用处呢？为什么掠夺的狮子要变成小孩呢？

小孩是天真与遗忘，一个新的开始，一个神圣的肯定。

我向你们说明了精神之三种变形：精神如何变成骆驼，变成狮子，最后变成小孩。

——查拉图斯特拉如是说。这时候，他住在被称为“彩牛”的城里。

睡眠与道德

有些人向查拉图斯特拉夸耀一个智者，说他善于谈论睡眠与道德，他因此获得崇敬与赞美，许多少年来到他的座前受教。查拉图斯特拉也来到智者这里，和少年坐在他的座前，这智者如是说：

“敬重睡眠而羞涩地对待它吧！这是一件重要的事！避开那些夜不能寐的人们！窃贼在睡眠之前也是羞涩的。

“睡眠绝不是一种容易的艺术：必须有整个白昼的清醒，才有夜间的熟睡。

“每天你得克制自己十次：引起健全的疲倦，是灵魂的麻醉剂。

“每天你得舒散自己十次，克制自己是痛苦的，不舒散自己的人就不能安睡。

“每天你得找到十条真理，否则你会在夜间寻求真理，你的灵魂会饥饿。

“每天你得大笑十次，否则胃，这个苦恼之源，会在夜间打扰你。

“很少人知道这个，但是一个人为了要熟睡，必须有一切的道德。我会犯伪证罪吗？我将做坏事吗？这一切都是与安睡不协调的。

“纵令你有了一切道德，你还得知道一件事：把握时机，让道德去睡眠。

“服从上帝，亲睦邻人：安睡的条件如此。同时也与邻人的魔鬼和谐相处！否则它会在夜间来追附你。

“有德者的白日过去了，当夜间来到时，我绝不召唤睡眠。睡眠，这一切道德的主人，是不愿被召唤的！

“但是我反省着日间所做所想的事。我自问十次自克是什么？十次舒散，十条真理与十次使我开心的大笑是什么？

“睡眠轻敲我的眼皮，我的眼睛就沉重起来。”

查拉图斯特拉听完智者这些话，心里暗笑起来，他对自己的心如是说：

“这智者的四十个反省，颇有些傻气，但是我相信他善于睡眠。

“住在这智者旁边的人是幸福的！这种睡眠是会传染的，虽隔着一层厚墙，也会传染。

“他的讲座放射出一种魔力。这些少年们来听他的说教，不白费时间。

“他的智慧告诉我们：为着夜间的安睡，须有白日的清醒。如果生命原本没有意义，而我不得不选择一个谬论时，那么，我觉得这是一个最值得选择的谬论了。

“人们所追求的，是安睡与麻醉性的道德。一切被称颂的智者之智慧，不过是无梦的睡眠：他们不知道生命还有其他更妙的意义。”

——查拉图斯特拉如是说。

肉体与大地

从前，查拉图斯特拉也和遁世者一样，把他的幻想扔到人类之外。那时候我觉得世界是一个受苦受难的上帝的作品。

善恶、苦乐与你我，我觉得都是创世者眼前彩色的烟雾。创造者不愿再看见自己，于是他创造了世界。

受苦的人能够因为看不见自己的痛楚而忘却自己，这对于他来说是一种陶醉的快乐。从前，世界于我也曾是陶醉的快乐与自我的遗忘。因此我也和遁世者一样，把幻想扔到人类之外。但是，真正扔到人类之外去了吗？

唉，兄弟们，我创造的这个上帝，和其他神们一样，是人类的作品，是人造的疯狂！

他也是人，而且只是一个“人”与一个“我”的可怜的一部分罢了：他是从我的灰与火里走出来的幻象，他不是从天外飞来的！

兄弟们，以后将如何？我克服了痛苦着的我，我把自己的灰搬上山去，我给自己发明了一种更亮的火。看！那幻象便离开我逃走了！

现在，相信这样的幻象，对于初愈者是痛苦与屈辱，对于我则是噩梦与羞愧。我向遁世者如是说。

痛苦与无能制造了别的世界和短暂的幸福，只有痛苦最深的人才能体验到。

相信我，兄弟们！这是肉体对肉体的失望，这是肉体对大地的失望！

病人与将死者蔑视肉体与大地，发明了天国与赎罪之所，但是，这致死的甜药，还是取自肉体与大地！他们想从不幸中自救，而星球却太远了。于是，他们叹息着：“不幸呵，为什么没有天路，使我们可以偷渡到另一生命里和另一幸福里呢？”他们自以为脱离了肉体与大地，但是谁给了他们脱离时的痉挛和欢悦呢？还是他们的肉体与大地啊！

查拉图斯特拉对于病人是宽厚的。他不因为他们的自慰方式，或他们的忘恩负义而恼怒。

查拉图斯特拉对于初愈者，也是宽厚的。他不因为他们留恋失去的幻想，半夜起来巡礼其上帝的坟墓而恼怒。

我十分清楚这些像上帝的人：他们要别人相信他们，而疑惑便是罪恶。我也十分知道他们自己最相信的是什么。

他们最相信的是肉体，他们把自己的肉体视为绝对之物。他们仍认为肉体即病体：很愿意脱去这层躯壳。

在此，他们倾听死亡的说教者，而他们演说着另一世界。

兄弟们，倾听健康肉体的呼喊吧：那是忠诚、纯洁的呼声。

健康、完整的肉体，说话当然更忠诚些、更纯洁些，而它谈着大地的意义。

——查拉图斯特拉如是说。

给肉体的轻蔑者的话

我有一些话是说给肉体的轻蔑者听的。我并不要他们改变学与教的方法，我只要他们向自己的肉体告别，全都变成哑巴。

“我是肉体与灵魂。”小孩如是说。为什么他们不也这样呢？

但是，觉醒者却说：“我整个都是肉体，而不是其他什么；灵魂是肉体某一部分的名称。”

我的兄弟，你的小理智——被你称为“精神”的，是你肉体的工具，你的大理智的小工具、小玩物。

你常常说着“我”而为这个字自豪，但是更伟大的——

而你不愿相信——是你的肉体和它的大理智：它不言“我”，而实行“我”。

感觉与精神不过是工具与玩物：它们的后面，“自己”存在着。“自己”也使用感觉的眼睛与精神的耳朵。

我的兄弟，在你思想与感情的身后，站着一个强大的主宰，未被认识的哲人，那就是“自己”，它住在你的肉体里，它即是你的肉体。

你肉体里的理智多于你的最高智慧中的理智。谁知道到底为什么你的肉体需要你的最高智慧呢？

“自己”对“我”说：“品尝一点痛苦吧！”于是“我”便痛苦起来。

“自己”向“我”说：“品尝一点快乐吧。”于是“我”便快乐起来。

我想对肉体的轻蔑者说几句话。让他们轻蔑肉体吧！这正是他们对肉体的尊敬。谁创造了尊敬与轻蔑、价值与意志呢？

这创造性的“自己”，为自己创造了尊敬与轻蔑、欢乐与痛苦。创造性的肉体为自己创造了精神，作为它的意志之手。

你们这些肉体的轻蔑者，即使在你们的疯狂和轻蔑中，你们也是为你们的“自己”服务。我告诉你们：你们的“自己”愿意毁灭而逃避生命。

你们怨恨生命与大地，一种不自觉的妒忌，显露在你们的斜视里。

肉体的轻蔑者，我不会重蹈你们的覆辙！你们绝不是我达到超人的桥梁！

——查拉图斯特拉如是说。

应当爱惜你的道德

我的兄弟，如果你有一种道德是你自己特有的，你不可以和其他任何人共享它。

你想赐予它一个佳名，你想提它的耳朵，和它嬉戏。但是你看，只要它取得了你给它的名字，而人群共享它的时候，你就会因这道德而成为群众与常人之一！

从前你有许多热情，而你称它们为恶。但是，现在你只有你的道德，它们从热情里面诞生。你曾把自己最高的目标放在这些热情里，因此它们成了你的道德与快乐。

你即使是魔鬼，也终会变成天使：你的一切热情，终会变成道德。

从前你的地窖里面有很多野狗，现在它们都变成了鸟儿——美好的歌唱者。

你用自己的毒药制出了自己的止痛剂，你的身上不再诞生恶，除非是多种道德之争斗所产生的恶。

能有多种道德是一件美好的事，但是那是一个难以忍受的命运，很多人因为不能忍受成为多种道德的战场，跑到沙漠里去自杀了。

我的兄弟，战争是恶吗？这是必要的恶，妒忌、毁谤与猜疑，在你的多种道德中也是必要的。

道德总是妒忌彼此，而妒忌是可怕的。多种道德都可能因妒忌而毁灭。

被妒忌之火焰所包围的人，就像蝎子一样，最终用毒针蜇向自己。

人类是应当被超越的，因此你应当爱惜你的道德：

——因为你可能因它而毁灭。

——查拉图斯特拉如是说。

心血便是精神

对于一切写出来的东西，我只爱作者用自己的心血写成的。用你的心血写作吧，你将知道心血便是精神。别人的心血不易了解，我恨一切把诵读当作消遣的人。

懂读者的人，不会再给读者写作。这样的读者再有一个世纪，精神将恶臭连连。

让每个人都有读书的权利，不仅最后会损害写作，连思想也会被损害。

从前精神便是上帝，接着变成了人，现在变成了群众。

用心血书写格言的人，他是不愿被人们诵读的，而是愿意给人们默记的。

从这个峰巅到那个峰巅是两山间最短的距离，但是你必须有长腿，才能走这段路。格言便如山之峰巅，而听受这些格言的人，应当是高大的。

你们希望高举时，你们仰望着。我却俯视着，因为我在高处。

你们中间谁能又笑又在高处呢？

站在最高的山上的人，笑看生命戏台上的一切悲欢。

智慧这样教我们：智慧是一个妇人，只爱一个战士。

爱总是有一些疯狂，但是同样的疯狂里总有些理智。

在热爱生命的我看来，我觉得蝴蝶、肥皂泡和一切人间与它们相似之物，最了解幸福。

当查拉图斯特拉看见这些轻狂、美好、灵动的小灵魂，他便要流泪歌唱起来。

我只能信仰一个会跳舞的上帝。

当我看见自己的恶魔，我觉得他祥和、精细、深沉、煞有介事，这是严重的精神：万物都因它倒下。

我们杀人不用愤怒，而用笑。前进，让我们杀了这严重的精神吧！

我学会了走路，以后我便让自己跑起来；我学会了飞，以后我便无须推进。

现在我飘了，我飞了；我看见我在我自己的上面。一个上帝在我身上跳舞。

——查拉图斯特拉如是说。

心怀希望便无所畏惧

查拉图斯特拉发现有个少年总是回避他。一天晚上，他去彩牛城边的高山上散步，看见这个少年靠着树坐着，望向深谷，目光疲惫。查拉图斯特拉抱着这个少年倚靠的那棵树说：

“如果我想用手去摇动这棵树，我做不到。但是，我们看不见的风，却能随意地摇动它。同样，我们也被不能看见的手摇动。”

这个少年突然站起来，说：“我听到查拉图斯特拉说话了，我正想着他！”

查拉图斯特拉答道：“你为什么这么惊怕呢？人与树

一样。

“他越想向光明的高处生长，他的根就越要深深地伸入土里，往黑暗的深处去，伸入恶里去。”

“是的，伸入恶里去！”少年喊叫起来，“你怎么发现我的灵魂的？”

查拉图斯特拉微笑着说：“灵魂，除非先被造出来，否则永不会被发现。”

“是的，伸入恶里去！”这少年又喊叫起来。

“你说的全是真理，查拉图斯特拉。自从我想升往高处去，我对自己便无信心，也无人信任我，这是什么原因呢？”

查拉图斯特拉看着他俩旁边的那棵树如是说：“这树独自在山上高大起来，它在人与兽之上成长。如果它想说话，任何人都不了解它，它长得太高了。于是它等着，等着——等什么呢？它太靠近云座了，它或许等候着雷火的第一击？”

查拉图斯特拉说完以后，这个少年做着激烈的手势叫道：“是的，查拉图斯特拉，你说的全是真理。我想到达高处，只是渴求自己的没落，你就是我等候的雷火的第一击！你看我，自从你来到这里以后，我成了什么？对你的妒忌毁灭了我！”——少年如是说，接着痛哭起来。查拉图斯特拉用手臂抱住他的腰，和他并肩走。过了几分钟，查拉图斯特拉又说：

“我的心痛极了。你的目光告诉我的比你的语言还清楚。你还是不自由的，你仍找寻着自由。你想往自由的高处去，你的灵魂渴求星球。但是，你的恶劣的本能也渴求着自由。在我看来，你还是一个幻想着自由的囚犯。

“是的，我知道你的危险。但是，凭着我的爱与希望，我请求你：不要抛弃你的爱与你的希望！

“你还觉得你自己高贵。便是恨你、用恶毒的目光看你的人，也认为你高贵。高贵的人想创造新事物与新道德。善良的人们却需要旧事物，保存旧事物。

“高贵的人危险，不是因为他会变成善良者，而是他会变成无耻者、讥讽者、破坏者。

“唉！我曾知道许多高贵的人，失去了他们最高的希望。于是他们便毁谤一切高贵的希望。于是他们无耻地生活于短暂的快乐上。

“‘精神也是一种欢淫。’——他们如是说。从前他们想成这英雄，现在他们仅是享乐者。

“但是凭着我的爱与希望，我请求你：不要抛弃你灵魂里的英雄，把你最高的希望神圣化吧！”

——查拉图斯特拉如是说。

死亡的说教者

有些人是死亡的说教者，同时世界上充满了早该被劝告抛却生命的人。

世间充满了多余的人，生命已被过剩的人损害。

人们称呼这些死亡的说教者为黄袍者或黑袍者，但是我将使你们看到他们别的颜色。

他们中间最可怕的，包藏着野兽的心。除去肉欲或自残，别无所有。这些可怕的生物，还不会变成人类，让他们做厌恶生命的说教吧！让他们离去吧！

他们是灵魂的痨病者：刚一出生，便已开始死亡。他们愿意死亡，我们正应当赞成他们的主张！我们千万不要复活死者，或损坏这些活着的棺材。

如果他们遇见一个病者，或一个老人，甚至于一具尸体，他们会马上说："生命被推翻了！"

他们生活在浓浓的忧郁中，进行着致死的小冒险：他们咬紧牙关，等候着。

他们的智慧说："还活着的人是疯狂者，然而我们正是那种疯狂者！这是生命中最大的疯狂！"

“生命只有痛苦！”——别的人如是说，而这并不是诳语，那么，你们设法停止生活吧！你们停止只有痛苦的生活吧！

你们的道德的教训是这样的：“你应该自杀！你应当把你自己偷去——”

“欢淫便是罪恶。”第一批死亡的说教者说，“让我们回避吧，不要生育孩子吧！”

“生育是苦难。”第二批说，“为什么还生育呢？人们只生育一些不幸者！”这一批人也是死亡的说教者。

“怜悯是必要的，”第三批说，“取去我的所有吧！取去我的本身吧！我与生命的联系将更少些。”

如果他们是彻底的怜悯者，他们会使邻人也厌恶生命。为恶——那将是他们的真善。

但是，他们想抛却生命；如果他们的枷锁和礼物，更紧地系住了别人，他们哪里会顾及呢！

死亡的说教者的声音四处荡漾，世界充满了那种应当被劝告就死的人。

或者说世界充满了那种应当被劝告寻求“永生”的人，这对于我来说，是一回事，让他们快些走吧！

——查拉图斯特拉如是说。

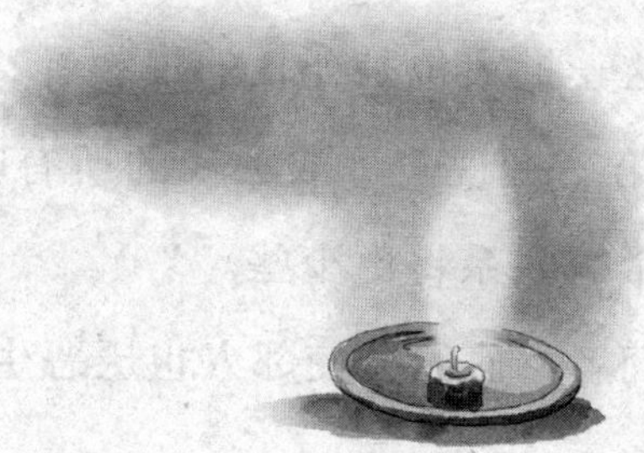

为自己的思想作战

我们不愿自己最好的仇敌姑息我们，也不愿我们爱着的人们姑息自己。因此，让我告诉你们真话吧！

战斗着的兄弟们！我从内心深处爱你们。我一直是你们的同伴，我也是你们最好的仇敌。因此，让我告诉你们真话吧！

我对你们心里的怨恨和妒忌并不茫然。你们并不是伟大得不知道怨恨和妒忌。因此，你们伟大些，莫以这个为羞耻啊！

如果你们做不了知识的哲人，那就至少做知识的战士吧。让我看到很多的战士吧！他们的穿着被称为“制服”。他们的内心，该不是像“制服”一样千篇一律吧！

你们应当寻找自己的仇敌，第一眼就表示怨恨；你们应当作战，为着你们的思想作战！即使你们的思想被收服了，也仍然要让你们的忠诚大呼胜利！

“什么是好的？”你们问。小姑娘们说：“美丽且动人的才是好的。”

人们指责你们没有心肠，但是，你们的心是真实的，当你们的灵魂变伟大了，它也就成为高傲的。在你们的崇高之中，有着恶。我知道你们。高傲与软弱在恶里相遇。但是，他们不互相了解。我知道你们。

一个好的战士，不喜欢“我要”，而喜欢“你应”。一切你们喜爱的东西，你们应当先让别人命令给你们。

你们的最高理想，我命令你们吧，就是这个：

人类是应该被超越的。

我不怜悯你们，战斗着的兄弟们，我内心深处爱着你们！

——查拉图斯特拉如是说。

关于国家

兄弟们，别的地方现在还有民族与人群，但这种事绝不会在我们这里发生：我们这里只有国家。

国家是什么？张大你们的耳朵吧！我将告诉你们民族是怎样灭亡的。

国家是所有冷酷的怪物之中最为冷酷的。他冷酷地说谎：“我，国家，便是民族。”

这是一个谎话！凡是缔造了民族且给他们高悬了一个信仰与一个爱的，是创造者，这样，他们为生命服务。凡是给大多数人设置陷阱，而称这些陷阱为国家的，是破坏者。凡是有民族的地方，国家是不存在的。他们厌弃国家就如厌弃一个不祥的人，就如厌弃一种违反习俗和法律的罪恶。

国家用各种善恶之语说谎，它的一切来自偷窃。它的一切，都是假的。咬人的它，用偷来的牙齿咬着。连它的内脏都是虚伪的。

多余的人充斥世间，国家是为这些多余的人而发明的！

“世界上没有比我伟大的，我是上帝发号施令的手指。”

——这怪物如是咆哮。

唉！对于你们，你们这些伟大的灵魂呵，它也向你们诉说着它的可怕的谎言！真的，它猜透了你们：过去的争斗使你疲倦了，现在你的疲倦投效了新偶像。

冷酷的怪物正想找英雄与荣誉的人做它的左右手，如果你们愿意崇拜它，它愿意什么都给你们，这新偶像！

如是，它买了你们的道德之荣光和你们高傲的目光。

你们将被作为诱饵，去诱惑那些多余的人！

我认出国家是善人恶人都吃毒药的地方，国家是善人恶人都自取灭亡的地方，国家是大众的慢性自杀。

避开腐臭吧！远离多余的人的偶像崇拜吧！

避开腐臭吧！远离这些人肉祭品的烟雾吧！

现在，伟大的灵魂尚可以在大地上自由地生活。现在还有很多地方，隐士们可以独自或结伴隐伏。伟大的灵魂还可以享受自由的生活。一个人的占有物越少，他也被占有得越少。

国家消灭了的地方，——看，兄弟们！你没看到彩虹和超人的桥吗？

——查拉图斯特拉如是说。

逃到你的孤独里去

朋友，躲进你的孤独里去吧！我看出你因大人物的喧嚣而迷失，因小人的暗刺而受伤。

市场始于孤独停靠的地方。市场之始，亦即大优伶的喧嚣与毒蝇的营营之所。

在世界上，即便至善之物，如若没有表演者，也不会被重视，众人尊称这些表演者为大人物。

众人不了解何谓伟大，这不啻说他们不了解何谓创造。但他们对于一切大事业的优伶，却很赏识。众人与荣誉围着优伶而旋转：世界如是运行着。

优伶虽有精神，却没有精神的自觉。他的信任使自己获得最好结果的一切，——和使别人信任他的一切！明天他将有一个新的信仰，后天一个更新的信仰。他如众人一样，敏感而不稳定。

市场上到处是装模作样的丑角，而众人视他们为当今的主人。

离开这些喧嚣的人，回到你的安全里去吧，只在市场上，一个人才会被“是”与“否”牵绊。

一切伟大，总是远离了市场与荣誉才发生：新价值之发明者总住在离市场与荣誉很远的地方。

朋友，逃吧，逃到你的孤独里去吧：我看出你浑身为毒蝇所害。逃到强劲的风能吹着的地方去吧！

逃到你的孤独里去吧！你的生活太接近小东西与可怜虫了。在他们的不可见的报复之前逃走了吧！他们只想向你报复呢。

不要伸手去抵抗他们！这些小东西与可怜虫有无数，而你的命运不是蝇拍。

我看出你为毒蝇所扰，你身上伤痕累累，然而高傲使你不屑于发怒。

他们无顾忌地渴求着你的血，但是你的深沉，使你为轻伤而痛。在你还没治好的时候，这些毒物又爬上了你的手。

我知道你太高傲了，不会杀死这些贪吃者。

他们赞颂你、阿谀你，对你和颜悦色。但这是弱者的聪明。是的！弱者是机智的！

你的善良和正直使你说：“他们对于自己卑贱的生存是无辜的。”但是他们褊狭的灵魂却想：“一切伟大的生存是有罪的。”

你不觉得当你走近他们的时候，他们便沉默起来了吗？是的，你引起了他们良心上的自责，因为他们配不上你，所以他们恨你而想吸干你。

朋友，躲到你的孤独里去吧！逃到疾风吹着的孤独里去吧！你的命运不是一个蝇拍。

——查拉图斯特拉如是说。

保持本能的天真

我爱森林。城市对生活是不好的，在那里，肉欲太多了。栽在一个谋杀者的手里，不是比栽在一个充满淫欲的女人的梦里好些吗？

看看这些男人！他们的眼神表明，他们并不知晓大地上还有胜于享受一个女人的事。

他们的灵魂深处沾满污泥，不幸的是，他们的污泥也还有精神呢！你们至少应当完全跟禽兽一样啊！但是，禽兽尚有天真。

我是在告诫你们扑灭本能吗？我只是在忠诚地告诫你们要保持本能之天真。

我是在告诫你们禁欲吗？禁欲对于一部分人是一种道德，对于另外大多数却几近罪恶。

没错，后者能自制，但是在他们道德的顶点和寂静的灵魂里，兽也附着他们，使之不安。当这肉欲之犬得不到一块肉时，它会如何用善和爱的姿态，乞求一块精神啊！

你们爱好悲伤之事吗？但我不能信任你们那肉欲之犬。你们的欢淫不是伪装成怜悯了吗？

如果禁欲引来痛苦，那么禁欲应当被抛弃，否则禁欲会变成地狱之路。

我在说不洁之事吗？我觉得并非如此。求知者不愿跃入真理之水中，是因为真理之浅而非真理之不洁。

——查拉图斯特拉如是说。

即使是隐士，也需要朋友

“我的身边总有一人是多余的。”隐士如是想，“总是一个，这终会变成两个的！”

我常问自己：倘若一个朋友都没有，我怎能忍受？

朋友之于隐士，永远是一个第三者——阻止两人的会谈不致沉到深处的浮木。隐士们的深处太多了，因此他们期盼有一个朋友，能时刻让他们浮着。我们信任别人的地方，显露了我们愿自信而不能的地方。我们对于朋友的期盼泄露了自己的弱点。

一个人常常用爱来跨越妒忌。他常常通过攻击别人来树敌，目的在于把自己隐匿于可中伤之处。

“你至少做我的仇敌吧！”真正的崇敬如是说，它不敢奢求友谊。如果一个人需要朋友，他必须愿意为朋友而战，为这作战，他必须具有做仇敌的本领。我们应当敬重我们朋友身边的仇敌。你能亲近你的朋友而毫不冒犯他吗？

你的朋友该是你最好的仇敌吧，当你抵抗他时，你应当最接近他的心。

啊，朋友，人类是应当被超越的。

朋友应当是善于揣度且善于沉默的专家，你不必希望看见一切。你的梦应当把你的朋友醒时的行事告诉你。

你的同情也应当小心谨慎，你不知道你的朋友是否愿意接受你的同情。也许他喜欢你冷酷的眼睛和铁青着脸的冷漠呢。对于朋友的同情应当藏起来，这样，它才充满体贴与甜蜜。

你能给朋友提供孤独、空气、面包、药品吗？

你是一个奴隶吗？那么，你不能做朋友。你是一个暴君吗？那么，你不能有朋友。长久以来，女人身上都藏着一个奴隶与一个暴君。因此，女人不懂友谊，她们只懂爱情。爱情中的女人对于她不爱的一切怀有偏见和妄断。在女人自觉的爱情里，光明之侧，常常有惊变、闪电与黑夜。

女人不了解友谊：她们永是猫儿，是鸟儿。或者最好的说法，她们是牝牛。

女人不了解友谊。但是，告诉我，你们这些男人，谁又了解友谊呢？

呔！可怜的男人！你们给朋友的，只是我给仇敌的，而我并不因此而更穷些。

即是伙伴，尚须友谊！

人类给万物以价值

查拉图斯特拉曾到过许多地方，见过许多民族，他发现了他们的善与恶。他发现没有比善与恶更伟大的权力。

任何民族不对价值做出判断，便不能生存。如果它要自存，那它判断的标准，就应当与邻族不同。许多事物被这个民族称为善，却被那个民族称为耻。除此，我还发现在这里被斥为恶的，在那里却以为誉。一个人不要去了解他的邻人，因为他的灵魂会被邻人的疯狂与丑恶惊呆。

每个民族的上面都有一个价值表高高悬挂。那是它权力意志的呼声。

“你应当总是第一，超越别人：除了朋友，你的妒忌的灵魂，不应再爱任何人。”——这是一个希腊人的灵魂的激动，于是他走上了伟大之路。

“说真话并且熟谙弓箭之能。”——这句话是我的名字所出自的民族认为最珍贵难行的，这名字对于我来说，也是亲爱而任重。

“敬爱父母，顺从他们，直至灵魂之底。”另一个民族因此强盛不衰。

“为了忠信，便因险恶之事，流血或牺牲荣誉，亦在所不惜。”还有一个民族用这教训，超越了自己，因此获得了伟大的、无穷的希望。

是的，善与恶是人类自制的。是的，善恶不是取来的，不是被发现的，也不是从天上掉下来的。

人类为着自存，给万物以价值。他们创造万物的意义，一个人类的意义。因此他们自称为“人”。换言之，估价便是创造，估价，然后有价值：没有估价，生存之核只有一个空壳。

创造者起初是民族，接着才是个人。

人群的快乐，先于“我”的快乐。当公正还是对人群而言的时候，“我”只能说是背公了。“我”在大多数人的利益里找寻个人的利益。它不是人群的起源，而是人群的没落。

查拉图斯特拉见过了许多地方的许多民族，在大地上，他没发现比热爱者的工作更伟大些的权力：善恶便是这工作的名称。

直到如今，我们曾有一千个目的，因为有一千个民族。但是套在一千个脖子上的锁链与一个唯一的目的却还没有，人类还没有目的呢。

告诉我，兄弟们：如果人类没有目的，那就没有人类吧？

——查拉图斯特拉如是说。

爱远来者，优于爱邻

你们忙着使用华丽的词句交好自己的邻人。但是，我告诉你们：你们的爱邻，只是你们的错误的自爱。

你们拜访邻人以逃避自己，想把爱邻当成一种美德，但是我看透了你们这种“利他”。

我是在劝告你们爱邻吗？我是在劝告你们远离邻人而爱远人吧！

爱远来者，优于爱邻。我认为对于事物与幻影的爱，要高于对人类的爱。你们不能忍受自己，你们不十分疼爱自己，因此你们想用爱去诱惑邻人，而以他的错误自我粉饰。

疯子说："人群的交际扼杀了个性，尤其是对于全无个性可言的人。"

这个人来到邻家，目的在于寻找自己。那个人来到邻家，目的在于忘却自己。你们的错误的自爱，使你们的孤独成为一座牢狱。

远人却因你们这种爱邻而付出沉重的代价，当你们已是五个人在一起时，常有第六个人要死。

我也不喜欢你们那些欢庆：我发现了太多的戏子，即便观众的行动，也如戏子一样。

我不教你们爱邻而教你们交友。让朋友成为你们的佳节与超人的预感吧。

我把朋友与他泛滥的心交给你们。如果你们想被泛滥的心所爱，你们应当知道先成为海绵。

创造性的朋友，常常赠予一个已完成了的世界。世界为他而开，为他而敛。就像由恶变为善，由偶然变为目的一样。

你应当爱你朋友身上的超人，作为你存在的理由。

兄弟们，我不劝告你们爱邻：我劝告你们爱远人。

——查拉图斯特拉如是说。

求真者之意志

所有著名的智者啊，你们的服务是为人民及其迷信服务，——而不是为真理！人民为此敬重你们。同时，人民容忍了你们的不信仰，因为这只是人民的一个笑柄与一种骗术。犹如主人让奴隶们自由，而以其放肆为乐。

人民如狗厌恶狼一样所厌恶的，是自由思想者，禁锢的仇敌！不肯崇拜而躲在森林里的人！去把他从他的隐居之所中撵出来，——这是人民所谓的“正义之意义”！他们常常激怒最凶恶的狗去咬人。

因此，“人民之所在，即真理之所在！唉，寻找真理的人是被诅咒的！”这是时常能听到的话。

呵，著名的智者啊，你们把人民的崇敬合法化，你们把这称为真理的意志！你们的心常说：“我自民众中来，上帝之声也从那里来。”诸多权力者为着讨好人民，常在他们的马前驾上一个小驴。

著名的智者啊，我现在要脱光你们的狮皮！捣碎了崇敬之意志，往无上帝之沙漠去的人，才是求真者。在烈日的黄沙中，他自然也渴望着葱葱郁郁的岛。但是，他的干渴并不能征服他，使他成为安适者之一，因为绿洲之所在，即偶像之所在。饥饿的、残暴的、孤独的、无上帝的：狮之意志自愿如此。

伟大的，孤独的，无畏而使人畏，是求真者之意志。

著名的智者啊，你们这些人民之仆，你们跟着人民的精神和道德而进，人民也因你们而进！我认为这是你们的荣誉！

但是，你们就算有自己的道德，你们仍然是人民——短视之徒，不了解什么是精神！

精神是生命的自我割裂，生命因痛苦而增长知识。——你们知晓这个了吗？

精神的幸福是在牺牲，为泪所淹，却被神化为火祭的牺牲。——你们已经知道这个了吗？

盲人的犹豫和摸索，正证明他所见的太阳之权力。——你们已经知道这个了吗？

求知者该和山在一起学着建造！愚公移山，只是小事。——你们已经知道这个了吗？

你们不知道精神的高傲！但是如果精神的谦卑想说话，你们更会不能容忍！

你们不是鹰，因此你们不曾体验过失措时的欢乐，不是鸟儿的人，不应在深谷上筑巢。

我觉得你们一半是海水，一半是火焰。精神之泉冰冷地流动着，对于热手与劳动者却很舒服。

著名的智者啊，你们肃穆地挺立在我面前！——你们不为疾风和意志所动。

你们从未看见一个涨圆的帆战栗地行于海面吗？我的智慧之帆为精神所震怒，航于海上——我的野性的智慧！

著名的智者啊，你们这些人民之仆啊，你们怎能与我共航呢！

——查拉图斯特拉如是说。

我的灵魂是一个喷泉

夜已临：现在喷泉之声愈响了。而我的灵魂也是一个喷泉。

夜已临：现在爱人之歌已苏醒。而我的灵魂也是一首爱人之歌。

我的身上有一件永不平静的东西，它想高唱起来。爱的渴望在我的身上诉说着爱的言语。

我是光，哪怕我希望自己是夜呢！我被光围绕着，这正是我的孤独啊！

唉，我希望自己是阴影，我希望自己是黑暗！我会怎样地在光之乳房上解渴啊！

闪耀的星儿，放光的虫儿啊，我愿祝福你们，被尔等光之礼物所祝福。

然而，我活在自己的光里，我吸食从自己身上迸裂出的火焰。

我不曾尝过索求者的快乐，我常常梦想：偷窃应比索求更为甜蜜。

我的穷困就是自己两手不停地给予，我的妒忌便是我自己常常看见期待的眼睛和渴望的星夜。

啊，给予者的不幸啊！我的太阳的偏食啊！渴求渴望的渴望啊！满足中的极度饥饿啊！

一种饥饿萌生于我的美里。我想伤害我自己照耀着的人们，我想掠夺我自己曾赠予的人们——我是这样想做恶事。

当别人想握我的手的时候，我却缩回我自己已伸出的手。我迟疑着，如倾泻的瀑布迟疑一样——我是这样想做恶事！

我的孤独诞生了这种恶念。

许多太阳在转动，它们的光向一切黑暗之物说话。但是对于我，它们却沉默着。

嗯，这是光对于其他发光的一切的憎恶：它冷酷地继续着自己的前进。

每一个太阳对于其他发光的一切，都是由衷的不公平，对于其他太阳是冷酷：它如此地继续着自己的前进。

呵，只有你们，黑暗的夜间之物啊，从光中取得了你们的温热！啊，只有你们，在光之乳房吮吸安慰的乳汁！

唉，冰围着我，我的手握着冰而发烧！唉，我渴，而我的渴是一种渴求你等渴之渴！

夜已临：唉，为什么我不得不是光呢！为什么我不得不渴求着黑暗呢！为什么我不得不孤独呢！

夜已临：现在我的渴望喷泉似的射出，它要高呼。

夜已临：现在喷泉之声愈响了。而我的灵魂也是一个喷泉。

夜已临：现在爱人之歌已苏醒。而我的灵魂也是一首爱人之歌。

——查拉图斯特拉如是歌唱。

在我的内心里，我只爱生命

一日黄昏，查拉图斯特拉和弟子们穿过森林去寻找泉水，他们来到一个树木环绕的绿草地上。在那里，一些少女在跳舞。她们认出了查拉图斯特拉，便停止了跳舞。查拉图斯特拉友善地走近她们，向她们说：

“可爱的少女啊，别停止你们的舞蹈呀！来到这里的人，绝不是一个不祥的败兴者，也绝不是你们的仇敌。

“我是魔鬼面前的上帝的辩护者：那魔鬼就是严重的精神。灵巧的少女啊！我怎会是神圣的舞蹈和处女光洁的脚踝的敌人呢？

“没错，我是一个暗夜森林，但是不怕黑的人会在我的柏树下找到玫瑰花开的小径。

“他还可以找到那处女们最爱的小神，他眯着眼在泉边休息着。真的，这懒家伙竟在白日贪眠！

“美丽的姑娘们，如果我小小地斥责一下这小上帝，你们别生气哦！他也许会哭叫起来，但是即使他哭着，他随时也可以笑的！

“他会含泪向你们请求跳舞，那我就用一首歌来和吧！”

丘比特和少女们共舞时，查拉图斯特拉唱道：

“啊，生命！我最近凝视过你的眼睛。我似乎掉落在无底洞里。

“但是，你的金钩把我约上来，你因为我说你深不可测而讥笑我：‘一切鱼类都如是说。它们自己不可知，便认为不可知。我是多变的野性的，我完全是一个妇人，还不是一个有德的妇人，虽然你们男子称我为深沉的、忠诚的、永恒的、神秘的。你们男子常把自己的道德赋予我。唉，你们这些有德者！’

“一天，我和我野性的智慧私下谈话，它发怒了。

“‘你要生命，渴望生命，而爱生命，你才赞美它！’

“我真想给它一个无情的答复，我把真理告诉了这挑衅者。当我们把真理告诉自己的智慧，那便是最无情的答复。

“一切事物对于我们三个来说都是对立的。在我的内心里，我只爱生命。——真的，我恨它时也最爱它！

“但是如果我喜欢智慧，或喜欢它多一些，那是因为它太容易使我联想到生命了！

“智慧也有生命的眼睛和笑容，甚至还有生命的金钩：它俩如此相似，难道是我的过错吗？

“生命闭着眼睛奸笑。‘你讲的到底是谁呢？’它问，‘也许是我吧？即使你不错，但是你竟能当着我，说这样的话吗！现在说说你自己的智慧吧！’

“唉，亲爱的生命！你再张开你的眼睛吧，我又像掉落无底洞里一样。”

——查拉图斯特拉如是歌唱。

但是当跳舞结束，少女们离去以后，他哀伤起来。

“太阳西下了，”他终于说，“露气上来了，森林里吹来一阵冷气。

“一个不可知之物在我旁边凝视着我。怎样！查拉图斯特拉还活着吗？

“为什么而生存呢？有什么好处呢？凭什么生活呢？方向在哪里呢？到哪里生活呢？

“继续活着，不是疯狂吗？

“黄昏已临：原谅我，原谅我的悲哀吧！黄昏已经来到了！”

——查拉图斯特拉如是说。

向你致敬，我的意志

“那里是坟丘之岛，默思的地方；那里也是我的青春之墓，我要带一个常青绳做成的生命之圈往那里去。”

我心意已定，我便航过了海。

我的至亲的死者啊，一种安慰心灵、催激泪水的香气，从你们那里飘来。真的，它使孤独的航海者惶恐而畅快。

我还是最富有的、最被妒忌的，我这最孤独的人！因我曾拥有过你们，你们还拥有着我：告诉我，这树上的金苹果，可曾为别人像为我那样落下过？

像我一样，你们也是用忠诚和永恒做成的。难道现在我得因你们的不忠诚另称你们一个名字吗？我还不曾学过别的名字呢。

逝者呵，你们死灭得太快了！但是，你们不曾逃避我，我也不曾逃避你们，我们互相的不忠诚无罪。

我的希望之鸟啊，他们为杀我而缢死了你们！是的，恶总是向我最亲爱的你们射箭，以此射穿我的心！

而它已经中的！因为你们永远是我最亲爱的，我的占有物与占有者，所以你们不得不急忙死了！

他们向我最易受伤的地方，向娇嫩的你们射出了他们的箭！

但是，我要对我的仇敌说，杀人罪比起你们对我所做的，又算什么大事呢！你们对我所做的恶，远超杀人罪。你们夺去了我的不可补偿的。——我向你们如是说。

我怎样忍受了这一切呢？我怎样接受了要去克服这创伤呢？我的灵魂怎样从那些坟丘里又出来了呢？

我的老意志，它用我的腿抬起，它的本性是无情的、不致受伤的。只有脚跟上，我才有受伤的可能。你，我的忍耐的意志啊，你永远不变地存在着！你已经从一切坟丘里找到出路了！

你身上还有我未实现的青春，你像生命与青春似的充满着希望，坐在坟墓的黄色的废丘上。

是的，你永远是我的一切坟墓的破坏者：我的意志，我向你致敬！只有坟墓所在之地，才有复活。

——查拉图斯特拉如是歌唱。

权力意志

大智者，你们把推动自己、激发自己的称为“求真之意志”吗？我却称它为理解一切之意志！

你们想使存在的一切成为可理解的，存在的一切都得屈从你们！你们的意志是这样的。这是你们整个的意志，你们的权力意志，便是你们议论善恶、判断价值的时候也是如此。你们想创造一个自己可以对着下跪的世界：这是你们最后的希望，最后的沉醉。

没错，愚昧者、民众就像一条载舟之河。在这小舟里，价值之判断戴着面具庄严地坐着。你们曾把自己意志和价值放在河里浮着。在民众认为是善与恶的东西里，我看出一个老的权力意志。

啊，大智者，你们把这样的客人放在小船上，以奢侈的装饰和傲慢的称谓打扮了他们。你们和你们的统治的意志，听着！你们的危险和你们的善恶之终结不是这条河，而是你们的意志，权力意志，——无尽的创造性的生命意志。

无论哪里，我发现了生命，我便听到关于服从的话，一切生命必须服从。不理解服从自己的人，便受别人的命令。这是生命的本性。

我所知道的另一件事是：命令难于服从。命令者担着一切服从者的重负，而这重负也许压扁了他。更何况，所有命令都是尝试与冒险，当生命发出命令的时候，他便冒着生命之危险。

弱者之意志说服了弱者，使他供强者驱使，同时，这意志也想成为更弱者的主人。这是他不愿被剥夺的唯一快乐。弱者屈服于强者，以取得统治更弱者的快乐，同样的，弱者屈服于他的权力意志，而为权力冒着生命的危险。

无论我创造的是什么，而我又如何喜爱它，我不久便成为它的对手与我的爱之对手：我的意志要我如是。

只是有生命的地方，就有意志，但是这意志不是求生的意志，而是权力意志！许多东西是被生命视为高于生命的，这种辨别就是权力意志的作用！

谁不得不创造善恶，谁就不得不先粉碎价值。因此，最大的恶也是最大的善的一部分：但是这是创造性的善。

让我们多谈谈，大智者啊，虽然谈论是一件不好的事。

但是沉默更坏，一切不被说出的真理都将变成毒药。

让真理粉碎可粉碎的一切吧！待建的房屋多着呢！

——查拉图斯特拉如是说。

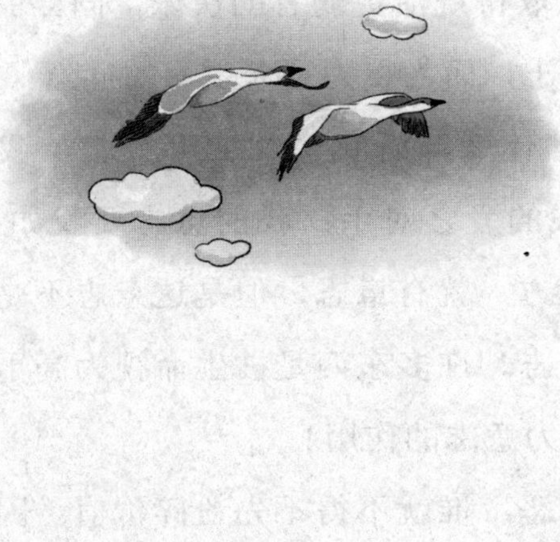

高尚的人会美丽起来

我的海底是如此平静，有谁能猜到它藏有奇怪的东西呢！

我今天遇见了一个高尚而严肃的人，精神之忏悔者——这高尚的人直背挺胸，沉默地站着，他身上悬挂着许多可怕的真理，那是他的猎物，他穿着破烂而华美的衣服。

我看见他有许多刺，却没有一朵玫瑰。他不曾学到笑与美。

他刚从知识之森林里回来，神情忧郁。他刚和野兽战斗过，但他的严肃里，还有一只野兽，一只未被驯服的野兽。

这高尚的人，如果他开始厌倦自己的高尚，那时候他的美才会开始——只有到那时，他才合我的胃口，我才愿意喜欢他。直到他背弃他自己的时候，他才能跳过他的阴影，跳入他的太阳里。他坐在暗处太久了，他已经双鬓斑白，他几乎在期待中饿死。

他应当像牛一样。他的幸福含有泥土之气息，而不是对于大地的轻蔑。我愿看见他如一头在犁前喘息的牛，它的喘息应当赞美大地。我很喜欢牛一样的背影，但是我也愿看见天使般的眼睛。他应当忘掉自己的英雄意志：他应当不仅是一个高尚的人，还是一个高举的人——应当高举他，这无意志的人！

他的知识还不曾学会微笑，也不曾学会无妒忌；他的热情还不曾在美里平静过。真的，他的热望不应该停留沉没在满足里，而应在美里！

美是英雄最难的事。一切热烈的意志都不能捕捉美。

当权力变成怜悯，下降到可见的地方，才成其为美。

是的，高尚的人啊，有一天你会美丽起来，并拿着镜子照你自己的美。

那时候你的灵魂因神圣的希望而激越，你的虚荣里有了崇拜！

这是一个灵魂的秘密：英雄抛弃了灵魂以后，在梦里——超英雄来了。

——查拉图斯特拉如是说。

再好的面具，不会胜过尊容

我在未来里飞得太远，我感到恐惧，我四处探望，唯有时间与我同行。于是我转身逃跑，我加速地飞。今人啊，因此我到了你们这里，我到了文化之邦。

我用恰当和热诚的眼神，希望来访问你们。真的，我带着渴望的心来的。但是以后怎样呢？虽然我还在恐惧，但是我忍不住笑起来，我看见了从未见过的这种涂满颜料的东西。

我不停地笑。“这里竟是一切颜料的老家。”我说。今日之人啊，你们的面孔与身躯被颜料涂抹成各种样式，你们四周的镜子，反映了你们的这种颜色的把戏！

今人啊，再好的面具，不会胜过你们自己的尊容！

你们身上原本涂着过去的记号，现在又盖上了新的记号。这样，所有精通破解密码的人都不能解释你们！就算有人去考查内脏，但是你们谁还有内脏呢！你们都好像颜料和胶纸糊成的。

今人啊，我内心的痛苦是：既不能忍受你们的裸体，又不能忍受你们的穿着！

即使是未来的不可知的焦急和一切使迷路的鸟恐惧的东西，都比你们的“实在”，使人安心、自在。

你们说：“我们完全是实在的，无信仰，也无迷信。”你们这些涂满颜料的人啊，你们怎能信仰呢？你们这些实在者，我称你们为不可信者！

你们在我面前站着。你们中间必定也有能够自知的人。

他们说：“当我熟睡的时候，上帝肯定盗去了我的什么东西！真的，那都够制造一个女人了。我的肋骨瘦得很怪！”许多今人如是说。

今人啊，你们使我发笑了，真的！尤其是你们自己觉得诧异的时候！

如果我不能笑你们的诧异，而不得不吸干你们杯里使人作呕的液体，我才是不幸的呢！但是，我轻轻地载着你们。因为我有重负扛着，所以小蝇停在我的重负上，是没有什么关系的！是的，我的负担并不因此更重些！今人啊，给我以最大的疲倦的不是你们。

唉，我还得与自己的渴望一道往上爬呢！我在每个山巅寻找自己的故乡。

但是，无论何处，我找不到它。每一座城市都是我漫游的过程，每一扇门都是我旅行的起点。

我刚才曾被我的心推向这些今人，但是现在他们与我形同陌路，只能让我发笑罢了。我从自己的故乡被驱逐出来。

因此我只爱我的孩子们的故乡，海外的未知之地。

我要向我的孩子们赎罪，因为我是我祖先的子孙；我也要用整个的未来，赎回这个现在！

——查拉图斯特拉如是说。

我如太阳一样，爱一切无瑕

昨夜的月亮从地平线上出来的时候，沉重而饱满，让我感觉它想诞生一个太阳。但它用自己的怀孕说谎，我宁愿信任月中的男子而不信任女人。

是的，这小心的夜游者没什么男子气概。是的，他带着坏心肠略过屋顶。

因为这月里的修道士充满了贪欲和妒忌，他妄想大地与爱人的一切快乐。

不，我不爱它，这屋檐下的猫！我讨厌那些在半掩的窗外的偷窥者！

看！月亮像猫似的不诚实地前进着。

肉欲者也爱大地与大地的一切：我曾猜透了你们！但是，你们的爱里有羞耻，也有坏心思。你们像月亮。

人们说服了你们：使你们的精神轻视大地的一切，但是还不曾说服你们的内脏：这内脏才是你们身上的至强之物！

而这就是我所说的对于万物的无瑕的知识：对于万物，没有别的希望，只求能够像镜子一样躺在它们旁边！

呵，敏感的伪善者啊，肉欲者！你们的希望里缺少天真：因此你们毁谤希望！

天真在哪里？天真在有生育之意志的地方。谁想创造高出自己之物，我便认为他有最纯洁的意志。

美在哪里？美在我只有用整个意志去“意志”的地方，在我愿意用爱、用死灭而使形象不仅是一个形象的地方。

爱与死自古成双成对。求爱之意志，那便是预备死。怯懦者，我向你们如是说！

但是，你们认为自己斜着的、虚弱的目光就是“沉思”！而怯懦者的眼神可以接触的一切就是“美”！啊，你们玷污了高贵的名字！

“沉思者”呵，你们真会欺骗呢！查拉图斯特拉也被你们蒙蔽。寻找纯知者吧，在你们的游戏里我似乎曾看见一个上帝的灵魂！我不曾知道有比你们的伪造还好的艺术！

我也如太阳一样，爱生命，爱一切深海。

而我称这个为知识：所有深的都要被提到——我的高度！

——查拉图斯特拉如是说。

我不再是羊群的学者

在我睡着的时候，一只小羊在吃我额上的常春藤的花圈。它边吃边说：“查拉图斯特拉不再是一个学者了！”接着，它骄傲地走了，对我不屑一顾——这都是一个孩子告诉我的。

我喜欢躺在这里，孩子们嬉戏的地方。对于孩子们与花草，我仍然是一个学者。他们作恶时也是天真的。

我不再是羊群的学者：我的命运要我如是。让这命运被祝福吧！

事实是这样：我离开了学者的家，我把门狠狠地带上。我挨饿的灵魂坐在他们桌旁太长时间了！我对于知识的态度不像压碎核桃那样，只有他们才这样干。

我爱自由，我爱有新鲜空气的地方。我宁愿在牛皮上沉睡，而不愿在他们的荣誉与威严上打盹！我因自己的思想被灼痛，我时常因为它们不能呼吸。

于是我必须到露天中去，离开一切房屋与庭院。

但是，他们冷静地坐在阴凉处，无论在哪里，他们只做看客，绝不坐在太阳照着的石阶上。他们等着，等着看别人的思想。

谁用手触摸他们，他们就会像面粉袋一样，在四周扬起一些粉尘。

当他们自以为是的时候，那些简短的格言与真理简直让我毛骨悚然：他们的智慧常常带有沼泽的气息，真的，我都听到他们智慧里的蛙鸣了。

他们很能干，有着灵巧的手指：我的单纯与他们的复杂有什么关系呢？他们的手指知道抽线、打结、纺织，他们编织着精神之袜！

他们也是很好的钟：假若别人把它们扭紧，它们就指出时刻，发出一声声谦卑的嘀嗒。

他们善于互相监视着彼此的手指，彼此互不信任。我时常见他们小心地预备毒药，我时常见他们热心地投掷假色子。

我与他们互不相识。他们的道德之可厌，超过他们的虚伪与他们的假色子。

我和他们共住时，我住在他们头上。因此他们恨我。

他们不愿知道有人在他们头上走着，因此，越大的学者越听不见我。即使我踩着我自己的弱点，那还是在他们的头上。

因为人类是不平等的，正义如是说。我所意志的事情，他们没有意志的权利！

——查拉图斯特拉如是说。

说谎的诗人与精神的忏悔者

“自从我更加了解肉体以后，”查拉图斯特拉向他的一个弟子说，“精神对我而言成了某种范围内的精神，而一切不变之物——那只是象征。”

“我曾听到你这样说过，”弟子说，“那次你多说了一句：‘但是诗人们太善于说谎了。’为什么你说诗人们太善于说谎呢？”

“为什么？”查拉图斯特拉说，“你问为什么吗？我不是随便让别人问为什么的人。难道我的经验，才只是昨日的吗？很久以来，我已用经验考察过自己的论据了。难道我必须是一个记忆的水桶，盛下我的许多理由吗？我已经很不容易留住自己的意见了，许多鸟儿飞走了。但是，有时候我的鸟笼里也有一只迷路的鸟。它于我是陌生的，当我的手去捉它时，它颤抖着。

“查拉图斯特拉从前曾向你说过什么呢？诗人们太善于说谎吗？但是查拉图斯特拉自己也是一个诗人。你相信他对于这点是说着真话吗？为什么你相信他呢？”

弟子说：“我信任查拉图斯特拉。”但是，查拉图斯特拉摇头笑了。

“信仰不能神化我，”他说，“尤其是对于我的信仰。”

但是，如果有人十分诚恳地说，诗人们太善于说谎：他是有理的——我们太善于说谎了。我们知道的事情太少，且我们是笨拙的学习者。因此，我们必须说谎。因为我们知道得太少，所以我们由衷地喜欢花痴，尤其是痴呆的少妇！

唉，天地间许多事情，只有诗人们才梦想过，尤其是天上的事情——因为一切神都是诗人的寓言和造作！

唉，我是多么厌倦一切空虚却被称为实在的东西啊！

唉，我是多么厌倦诗人们啊！

查拉图斯特拉说完以后，他的弟子悻悻地沉默着。查拉图斯特拉便也不再说话。最后他叹息了，他吸了一口气，说：

“我属于今日与过去，但是我身上有属于明日、后日与未来的东西。

“我讨厌诗人们：我认为他们都太浅薄，都是没有深度的海。

“他们不曾深思过，因此，他们的感情没有达到海底。

“一点欢淫，一点烦恼：这是他们最好的思绪。

“我看见诗人们变了，诗人们的目光转向了自己。

“我看见精神之忏悔者出现：他是从诗人中生出的。”

——查拉图斯特拉如是说。

伪善之犬

海上的某个岛——离查拉图斯特拉的幸福之岛很近——有一个永远冒烟的火山。一般人，尤其是老妇人，都说这个岛是堵住地狱之门的岩石，而那穿过火山而下的狭路直达地狱。

查拉图斯特拉住在幸福岛上的时候，一只船来到灿岛停泊，它的船员们便上岸去猎兔子。但是，船长和水手们在正午重新集合的时候，忽然看见一个人穿过空地，走向他们，边走边高喊：“现在是时候了！现在真的是时候了！”

当这人走近他们的时候——他影子似的飞速向火山跑

去——人们惊奇地认出了查拉图斯特拉，因为除了船长，他们都曾见过查拉图斯特拉，他们跟其他人一样爱查拉图斯特拉，现在，爱和恐惧混合在了一起。

“看！”老舵手说，“查拉图斯特拉往地狱去了！”

在这些水手们停泊火山岛的时候，幸福岛上确实已有查拉图斯特拉失踪的谣言，他的朋友们被人探问时，说：查拉图斯特拉夜间乘船而去，不知道去了哪儿。

这样，一种担忧开始蔓延。三天后，这种焦急加上了水手们的描述，——于是一般人都认为魔鬼把查拉图斯特拉抓住了。他的弟子们却笑而不信，其中一个说：“我倒相信是查拉图斯特拉抓住了魔鬼。”第五天，查拉图斯特拉又出现在他们中间，让他们快乐极了。

下面是查拉图斯特拉回忆的和火之犬的谈话：

“地球有一层皮，”他说，“而这层皮有许多病。举个例子，这许多病的其中一种名叫‘人类’。这许多病的另一种名叫火之犬：关于这火之犬，人类让自己互说了许多诳语。

“为了探究这个秘密，我越过大海，我已经看见了裸体的真相，我现在知道了关于火之犬的真相，因而也知道了魔鬼的真相。

“‘火之犬啊，从你的深处出来吧！’我这样喊，‘招认你的深度究竟多么深吧！你从何处取得你的唾沫呢？’

“‘你放肆地吸饮着海，你这深处的犬，取食于地面太多了！我最多只把你当成大地之腹语者，而当我听到推翻与反叛之魔鬼说话时，我总觉得它们像你。

“‘招了吧！当你的喧闹和烟雾消散了的时候，所获的结果是渺小。一个城市变成了木乃伊，一个石像倒在泥浆里，又算什么呢！’

“我在火之犬面前如是说。于是它恼怒地阻止了我，问道：‘教堂？那到底是什么？’

“‘教堂吗？’我答，‘那是一种国家，是最作诳语的那一种。但是别多讲吧，伪善之犬啊！你当然最知道你自己的同类！’

“‘国家和你一样，是一条伪善之犬。为了使人相信它的话来自万物之源，它像你一样善于用狂吠和烟雾发言。’

“‘因为国家无论如何都要做大地上最重要的野兽，而一般人也认为它是的。’

“我说完了，火之犬发狂了。‘怎么！’它喊道，‘大地上最重要的是野兽吗？而一般人竟承认吗？’我以为它会为愤怒与妒忌所窒息。

“但是，它最终平静下来。我便笑着说：

“‘火之犬，你发怒了，因此，我对你的判断是不错的！’

“火之犬羞愧地垂下它的尾巴，随便喊叫了几声‘汪汪’，回洞去了。”

——查拉图斯特拉如是讲。但弟子们不听这个，他们迫切地想向他谈说水手们、兔子与那飞跑的人。

“我应如何解释呢！”查拉图斯特拉说，“我那时真是一个魅影吗？

“但是那无疑是我的影子。你们一定曾听到过旅行者与他的影子吧？

“确定无疑的是，我必得更严厉地抓住它，否则它终会损伤我的名誉。”

查拉图斯特拉又惊诧地摇摇头。“我应如何解释呢！”他重复着。

“为什么那魅影喊着：‘现在是时候了！现在简直是时候了！’

“对于什么事情，现在简直是时候了呢？”

——查拉图斯特拉如是说。

自沉之海与噩梦

“——我看到一个无尽的悲哀降临人世。最好的人疲于奔命。

“一个学说流行着，一个信仰陪伴着它：‘一切是空，一切尽同，一切完了！’

“丘陵间回荡着：‘一切是空，一切尽同，一切完了！’

“是的，我们曾收获过，但是为什么我们的果实腐烂了，变成棕色了呢？昨夜邪恶的月亮留下了什么吗？

“我们的工作只是虚空，我们的酒变成了毒酒。散布厄运的暴徒让我们的田地和我们的心枯萎了。

“一切泉水为我们干涸了，海已经退去。地要整个地裂开，但是深谷却不愿吞没我们！

“‘唉！我们可以自沉的海在哪里呢？’我们的怨言如是说，而这怨言只在平浅的泥沼上回荡着。

“真的，我们也懒得死了。现在我们还醒着而活下去，在死墓里。”

查拉图斯特拉听到一个卜者如是说，这预言深入其心而改变了他。他悲哀地、疲倦地游荡着。他成为卜者所说的人们之一。

“真的，”他向弟子们说，“这长期的黄昏不久就降临人世。我将如何救赎我的光明，度过这漫长的黄昏呢？”

整整三天，他不吃不喝，不睡觉，也不说话。最后，他竟熟睡起来。他的弟子们坐在他旁边，整夜地守着，焦急地等他醒过来，再发言以治愈他的痛苦。

查拉图斯特拉醒后对弟子们说：

“我梦到我全然抛弃了我的生命。我在死神之山上，成了守夜者与守坟者。在那里我守着死神的棺木，我蒙尘的灵魂受到重压。

“半夜的光明围绕着我，孤独也坐在它的旁边，还有死的沉默，我最坏的朋友。

“我带着钥匙，最锈的那把，我知道怎样开最会发出怨恨声的门。

“我转动了钥匙，我推着门，我费力地推着，但是那门一点也不曾开。

“突然，一阵大风涌开了两扇门，它咆哮着扔给我一个黑棺。黑棺自己碎裂，吐出了千百个笑。

“我害怕极了，从不曾那样害怕过。但是我自己的呼叫声惊醒了我，我恢复了知觉。”查拉图斯特拉说完他的梦，便沉默了，因为他还不知道如何解析这个梦。

这时，他最得意的弟子站起来，握着查拉图斯特拉的手说道：

“查拉图斯特拉，你自己的生活给我们解释了这个梦。

“你自己不就是那阵风吗？呼啸着涌开死神之门。

“你自己不就是那个黑棺吗？充满了色彩的恶与生命之天使丑恶的脸？

“真的，查拉图斯特拉就如千百个孩子的笑一样，走到每个死者的墓里，去讥笑一切守夜者、守坟者和掌管钥匙者。

“是的，你梦见了他们，你的仇敌：这是让你最痛苦的梦。”

这弟子如是说，其余的弟子便都围在查拉图斯特拉的身旁，握着他的手，想劝他离开他自己的床与他自己的悲哀。但是，查拉图斯特拉目光呆滞地起身坐在床上。他像一个久别新归的人一样，凝视着弟子们，他还不能认出他们。直到他们扶着他站起来，他的眼睛才突然变了，他弄清了刚才发生的一切，他抚着长须，用洪亮的声音说：

“好吧，这一切都会来的。朋友们，我们快点预备一顿美餐吧！我想这样赎回我的噩梦！

“但是那卜者应当与我一起进餐，我要告诉他一个可以自沉的海！”

——查拉图斯特拉如是说。

人间的智慧

高处不可怕，斜坡才可怕！

在斜坡上，目光向下俯视，而手却向上攀缘。这双重的意志让心晕眩。

朋友们，你们能猜到我心里的双重意志吗？

我盲目地住在人群里，就像我不认识他们一样，目的是让我的手不完全失去对于硬物的信仰。

我问："谁要欺骗我呢？"

我的第一个人间的智慧是：让我自己被欺骗，而不让我自己防备着欺骗者。

我常常自慰："勇敢些！振奋起来！老当益壮！如果你在一个厄运里失败了，你就把它当成幸福去享受吧！"

我的第二个人间的智慧是：我忍受虚荣者甚于骄傲者。

被中伤的虚荣不是一切悲剧之母吗？但是，骄傲被中伤的地方，一种胜于骄傲之物成长着。一切虚荣者是好角色：他们表演着而要别人看他们。我忍受虚荣者，因为他们是我的忧郁的医生。我对他们是善意的，而且同情他们的谦卑。

如果说真正的道德无自知之明，那好吧，虚荣者不自知其谦卑！

我的第三个人间的智慧是：不让你们的畏怯使我厌倦恶人的表演。

好猎人必须有好猎物，你们的野猫必须演进为虎。

善良者、正直者啊，你们有许多可笑之处，尤其是你们对于所谓"魔鬼"的畏怯！你们的灵魂对于伟大太陌生了，你们会觉得善里的超人也可怕！你们这些我所亲见的高等人啊！我猜到你们仍会喊我的超人做魔鬼！

唉，我对这些高等的人和最好的人已经厌倦了，我渴望从他们的高处升到更高处，直达超人！

邻人们啊，同伴们啊，我要化装和你们坐在一起，使我不能认出你们或自己：这是我最后一个人间的智慧。

——查拉图斯特拉如是说。

独自沉默的时候

查拉图斯特拉必须再回到他的孤独里去了，但是这次回洞的熊不快乐！

什么事情在我身上发生了呢？谁命令着我呢？——唉，我的愤怒的情妇要我如此。

昨天傍晚，我的最沉默的时刻曾向我说：这便是我泼辣的情妇的名字。

你们知道睡着的人的恐惧吗？

他浑身害怕极了，因为他在往下沉，而梦刚开始。

我从不曾觉得四周如此沉默过，因此我的心害怕了。

我听到无声的言语："查拉图斯特拉，你知道那个吗？"

我听到这言语惊呼起来，吓得面无血色。

于是那无声的言语又说："查拉图斯特拉，你知道那个，但是你不说出！"

我只得用挑战的态度回答："是的，我知道那个，但是我不愿说出！”

于是那无声的言语又说：“查拉图斯特拉，你不愿意吗？真的吗？别把你自己藏在这挑战的态度之后吧！”

我竟然跟小孩子一样哭起来，我颤抖着说道：“唉，是的，我很愿意，但是我如何能够呢？免除我这个吧！这超乎我的力量！”

于是，那无声的言语又说：“你自己有什么关系呢，查拉图斯特拉！说出你的话而死去吧！”

我说：“唉，那是我的话吗？我的谁呢？我等候着一个比我有价值的人呢，我还不够资格因它死去呢。”

那无声的言语又说：“你自己有什么关系呢！我觉得你还不够谦卑。谦卑的皮是最厚的啊。”

我回答道：“我的谦卑之皮什么都忍受过了！我住在我自己的高度之下，但是我很清楚我自己的深谷。”

那无声的言语又说：“你知道什么呢？露珠落在草上是在夜里最沉默的时刻。”

我回答道：“当我发现走了旧路时，他们讥笑我。”

那无声的言语又说：“他们的讥笑又有什么关系呢！你是一个忘却了服从的人，现在你应当发号施令！”

我回答道：“我不能狮吼似的发布命令。”

那无声的言语又说：“最沉默的言语引起大风暴。”

我答道：“我害羞。”

于是，那无声的言语又说："你必须成为孩子而不知道害羞。"

我考虑了一会儿，颤抖起来。最后我重复着我的第一句话："我不愿意。"

无声的言语爆笑，他说："啊，查拉图斯特拉，你的果实已经熟了，但是对于你的果实而言，你自己还不够成熟！因此你必定再回到孤独里去：让你熟透，变得绵软。"

查拉图斯特拉听完这些话以后，痛苦地呜咽起来，任何人也不能安慰他。夜间，他留下了朋友们，独自去了。

别回头，向上攀登

查拉图斯特拉在登山的途中，回想起他自年少时完成的许多孤独的旅行与许多攀登过的山峰。

"我是一个旅行者，一个登山者，"他向自己的心说，"我不爱平原，我似乎不能长时间地静坐。我必须登上我自己最艰险的山道！我已经开始了最孤独的途程！

"你走上通往你自己的伟大的路！你的最危险的，现在成为你最后的庇护所。

"你走上通往你自己的伟大的路，现在身处绝地，这便是你最高的勇敢！

“你走上通往你自己的最伟大的路，这里不会有一个人悄悄地追随你！

“如果所有的梯子都让你失败，你必须在你的头上学习攀登，否则你怎能向上呢？

“在你的头和你的心上学习升登！现在你心中的最温柔必须成为最坚强。

“哦，查拉图斯特拉哟，你必须登上你自己之上——向上，向上，直到你看见了你的星辰在你自己之下！”

查拉图斯特拉一边登山，一边心里这么说，以苦心的箴言慰藉自己的心灵。当他登到了山顶，一片远海尽在眼前；他静静地站着，沉默了很久。

“我明白自己的命运了，”最后他悲切地说，“好吧！现在我最后的孤独开始。”

“最高的山从哪里来？我从前发问过。以后我知道它们来自海里。”

查拉图斯特拉在那冰冷的山巅上如是说。

他想到被抛弃的朋友们——他好像在自己的思念里对他们犯了罪一样，便对自己的思念生气。

可是他正笑时，却又突然哭起来——查拉图斯特拉因愤怒与期盼而痛哭流涕。

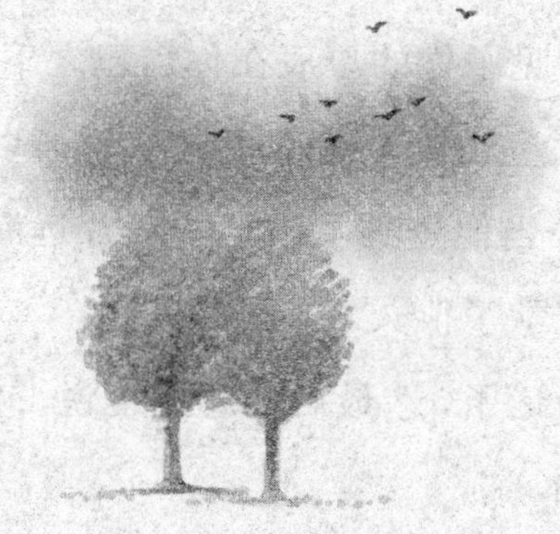

刹那与永恒

水手们知道查拉图斯特拉在船上以后，都起了很大的期待与好奇。但是查拉图斯特拉两天不说话，他被悲哀冰冻。到第二天的夜晚，虽然他还沉默着，但他的耳朵重开了：查拉图斯特拉是一切冒险家的朋友。他听着的时候，他的舌头终于松绑了。于是，他如是说：

“你们这些勇敢的探险者啊，我只面对你们才愿说出我亲见的谜，——最孤独者的幻象——我最近忧郁地在黄昏里走着。严重的精神半侏儒半鼹鼠似的瘫坐在我的身上，使我也四肢无力；同时，他把铅灌入我的耳里。

“‘啊，查拉图斯特拉，’他讥讽我说，‘你的智慧之石啊！你把石块抛掷得很远，但是它会坠落在你自己的头上！’

“沉默压着我，虽然我和他有两个人，但比我一个人时还孤独些！

“我身上有一件东西，名叫勇敢：它一直是失望的杀戮者。这勇敢终于吩咐我站住，说道：‘侏儒！你或是我！’

“因为勇敢，攻击时的勇敢，是最好的杀戮，但是人是最勇敢的兽：因此他驯服了其他一切的兽。

“勇敢也杀戮怜悯，也杀戮死亡。

“因为它说：‘这曾是生命吗？好吧！再开始一次吧！’

“这时，减轻我身上重负的事发生了：这侏儒从我肩上跳下，坐在我面前一块石上。在我俩站住的地方，恰好有一个扇门。

“‘侏儒！看这扇门吧！’我又说，‘两条路在此会合，但是谁也不曾走到它们的尽头。

“‘这两条路背道而驰，而这扇门却是它们的会合点。他的名字被刻在上面：刹那。看看这刹那吧！从这刹那之柱门起，一条无尽的路向后去：我们后面有一个永恒。万物中之能到达者不应当已经到达了、完成了，并且过去了吗？

“‘我们不应当再来跑完前面这条路，我们不应当永恒地再来吗？’

“现在侏儒哪里去了呢？我做梦了吗？我醒了吗？我忽然发现自己独自站在月光下荒凉的岩石间。

“兄弟们，我听到一个不似人笑的笑声，现在一个干渴、一个不可满足的渴望，吞食着我。

“我对那个笑声的渴望吞食了我。啊，我怎能忍受着活下去呢？我又怎能忍受着现在就死呢？”

——查拉图斯特拉如是说。

幸福会越走越近

查拉图斯特拉心里藏着这种谜和痛苦，飘过了大海。但是，在他离开了幸福之岛与朋友们的第四天，他克服了自己的整个痛苦：他胜利的脚跟坚定地重新站在他的命运上。于是，查拉图斯特拉向他的欢快的心说：

“我现在又孤独了，我愿意如此。

“我第一次找到我的朋友们，是在一个下午，第二次也是在一个下午。啊，我的生命之下午啊！有一次，我的幸福落到谷里去找寻一个居所，于是它找到那些坦诚的、仁慈的灵魂。

“有一次，创造者曾找寻同伴和他的希望之子，后来他才知道，如果他不先自己创造他们，他不能找到他们。

“因此，为着这些孩子，查拉图斯特拉必须完成自己。

“是啊，我离去的时候到了。旅行者的影子，最长的居住与最沉默的时刻——一切都向我说：‘现在简直是时候了！’风在钥匙孔里对我说：‘来吧！’门说：‘去吧！’

“但是，我被自己对于孩子们的爱牵绊，我成为孩子们的俘虏，使我因他们而失去自己。

“唉，我的思想啊，响自深谷的声音啊！什么时候我才能听到你的挖掘而不颤抖呢？

“当我听到你挖掘时，我的心跳到口里来。我从不敢把你唤到面上来，我还不够强，没有狮子的勇敢与放肆。

“我最后决斗的时刻还没有到来——也许现在正来着吧？

“幸福的时刻，离开我吧！你意外地带来了一个幸福！我却正准备接受最深的痛苦——你的到来，真不是时候啊！

“幸福的时刻，离开我吧！你不如在我的孩子们那里寻找居所吧！快些！用我的幸福祝福他们吧！

“夜近了，太阳西下了。去吧，我的幸福！”

——查拉图斯特拉如是说。

他整夜地等候着他的厄运。但是，幸福却越走越近。

天快亮的时候，查拉图斯特拉心里笑起来，他自嘲地说：“幸福追求着我。这是因为我不追求女人，而幸福是一个女人。”

深邃的世界远远超出想象

啊，青天啊！光谷啊！当我望向你时，我因神圣的希望而颤抖着。

跃到你的高度，那是我的深度！藏在你的纯洁里，那是我的天真！

神被他的美遮蔽，同样，你也藏着你的星球。

今天，你沉默着向我走来，藏在你自己的美里，你用无字的语言向我说话，用你的智慧显示着自己：

日出以前，你已经向我走来，向这里的最孤独者走来了。

我俩向来是好朋友：我俩有着共同的悲哀、恐惧、深度。太阳也共属于我俩。

我俩不用交谈，因为我俩知道得太多了：我俩沉默地相互看着，用微笑交换我俩的知识。你不是我的火放出来的光吗？你不是我的知识的同胞灵魂吗？

没有什么东西比那些飞过的云和使你混浊的一切更可恨了，我甚至恨我自己的憎恨，因为它也使你混浊！

我宁愿坐井观天，宁愿逃到简直没有天的深谷里，也不愿看见你这光明之天，被飞过的云弄混浊！

“不知祝福须得学诅咒吧！”——这清晰的教训由光明的天降给我，这星球便在黑夜里也在我的天上发光。

我成了一个祝福者、一个肯定者，而我曾因此奋斗过，我曾是一个奋斗者，使我终于有自由的手去祝福。

我说：“万物之上有机缘之天，天真之天，偶然之天，放肆之天。”——这是一个祝福。

啊，青天啊！我觉得你是纯洁的，因为你无所谓理智之蛛，也无所谓理智之网：

因为你是一个神圣的机缘的舞场，因为你是一个神圣的色子与赌徒的神桌！

但是，你羞红了脸。难道我说了什么不能说出口的事吗？难道我想祝福，却反而亵渎了吗？

世界是深邃的，远远超过白昼的想象。许多事情不应在白昼前说出。白昼到了：我们分别了吧！啊，青天啊！你，我的日出以前的幸福啊！白昼到了：我们分别吧！

——查拉图斯特拉如是说。

成为自爱之人

查拉图斯特拉上岸后，四处游荡。

一次，他看见一排新屋，他惊异地说道：

“这些房屋有什么意义呢？真的，任何伟大的灵魂都不会建筑它们作为自己的象征！

“这是一个蠢孩子从玩具盒里拿出来的吧？这些房间，人类可以进出吗？”

查拉图斯特拉站在那里沉思了一会儿。最后，他悲哀地说：“一切都变小了！到处都是低矮的门：和我一样高的人还可以过去，但他必须弯腰！啊，什么时候我才能回到我的不必弯腰的故乡。”查拉图斯特拉叹息着望向远方。

就在这一天，他讲说了侏儒的道德。

我在这些人群里走过，我向他们说：“小道德，对于侏儒们是必要的，因为我始终不了解侏儒们的存在是必要的。”

他们追着咬我，但我并不对他们怀恨。我对他们很有礼貌，我觉得对于小东西竖起针刺，那是刺猬的智慧。

他们喊着：“这忧愁的云向我们要什么呢？当心别让它给我们带来一种传染病吧！”

最近，一个妇人抓住她的孩子，不让他走近我。“让孩子们避开吧，”她喊道，“这种眼睛可以烧焦孩子们的灵魂。”

“我们还没有时间给查拉图斯特拉。”他们如是反对我。但是，一个“没有时间”给查拉图斯特拉的时代，又值什么呢？

他们尝试向我赞美自己的小道德，用来引诱我。他们已经变小了，还将变小些。这源于他们的幸福与道德的学说。

他们中间有些人是“意志”的，更多人是“被意志”的。有些人是诚实者，大部分是不及格的戏子。

他们男性的特点很少，因此女人们使自己男性化，只有男性十足的人，才能拯救妇人里的女性。

谦虚地选择一个小幸福——这是他们所谓的“安身立命”！他们最由衷地希望一件事：别人不侵犯他们。在此他们对别人体贴而善于应付。这种怯懦在这里被称为“道德”。

他们奇怪我没有准备训诫他们，没有刺激他们的智慧。

唉，了解我的话吧！做你们想做的事，但是先成为一个能够意志的人吧。

爱你们的邻人如爱自己吧，但是先成为自爱的人吧！任何人都不倾听着我，我何必多说呢？这个时候对于我还太早了！

——查拉图斯特拉如是说。

做最聪明的沉默者

某个寒冬，一个恶客来到我家。我尊敬他，但是我喜欢让他独坐。我跑开了，到我的橄榄山上太阳能照耀到的一隅。

在那里我嘲笑他的严肃！但我也喜欢他，因为他肃清了我屋子里的苍蝇。

对我所爱，我在冬天比在夏天更爱；对我所嘲笑的敌人，在寒冬住进我的屋子里后，我嘲笑得更甚了。

我从未爬行在权力的面前，如果我躺下，那也是为爱而躺下。

善的来源有很多，一切恶，都为快乐而存在。一种善事和恶行便是这种长久的沉默，我的沉默学会了不以沉默而泄露自己。

在我看来，最聪明的沉默者是光明、勇敢、透彻的人们：他们的底里是那样深沉，即使最澄清的水也不能让底显露。

这些灵魂，烟熏的、窒息的、猥劣的、霉透的、悒郁的，他们的嫉妒如何能忍受我的幸福！

他们只听见我在寒冬暴风雪中的咆哮：他们不知道我也如同南方的熏风一样，渡过了温暖的大海。

有一种孤寂是病者的避难所，另有一种孤寂则是病者的医护室。

我逃离了他们闷热的屋子，让他们为我的冻疮而同情和悲叹："我们将看着他冻死在知识的冰窖中！"

在橄榄山上太阳照耀着的一隅，我唱歌，我嘲弄这慈悲。

——查拉图斯特拉如是说。

离开自己不再爱的地方

查拉图斯特拉游历了许多民族所在地和其他地域，要回到他的高山和洞府了。但是他不知不觉走到了伟大的城池的大门的时候，一个满口白沫的傻子，挡住了他的去路。

这也就是人民所谓“查拉图斯特拉之猿”的那个傻子——他曾经从查拉图斯特拉那里学到了某种言语的腔调。

这个傻子对查拉图斯特拉如是说：

“哦，查拉图斯特拉，这里是伟大的城池，你在这里失去了一切而一无所得。

“你为什么踏着这里的尘土？这里是一切高洁思想的地狱，这里一切伟大的感情都凋败了。在这里，精神在怎样成为一种言语的游戏？这里是一切贪欲和罪恶之家，但这里也有道德，有许多有用的、实用的道德。

“哦！查拉图斯特拉啊，在你的心中一切都灿烂、刚强、美丽！唾弃这个小贩之城，转回去吧！

“这里的一切残破、畸形、贪欲、失信、疾病，脓溃而有毒！唾弃这巨大之城而转回去吧！

查拉图斯特拉却如是说：

“你的言语，你的同类，我早已厌倦！

“为什么你不到森林里去？为什么你不播种耕地？

“我蔑视了你的污蔑。假若你是在警告我——为什么你不警告你自己呢？

“你这满嘴白沫的傻子哟，破坏了我对于傻子的赞美。你的报复便是你全部的愤怒。我看透了你！

“你的傻话伤了我，即使你说这真实！”

查拉图斯特拉最后说：

“我不只是厌恶这傻子，我也怨恨这伟大城池。无论何处都无可善之处，也无可恶之地。

“傻子哟，在走的时候我告诉你：自己不能再爱的地方自己应当离开！”

——查拉图斯特拉如是说，离开了这傻子和伟大的城池。

善人的虚妄不可度量

查拉图斯特拉还有两天的路程到达他的洞府和动物们身边，他的灵魂按捺不住欢乐。

哦，孤寂！孤寂哟，我的家！我在陌生的远方生活得太久了，以至于回到你这里不能不满含热泪。哦，查拉图斯特拉哟，我知道你在众人中间比与我同在更孤独！在自己的家里，你可以正直而坦诚地对万物说话。真的，它们以为那是赞美，当一个人坦白地和万物说话时。

这里一切存在的言语和言语的宝库，突然为我而开。但山下的那边，一切演讲都是徒劳！在那里，忘却和离开是无上的智慧，我现在是明白了！

想理解人心中的一切必须掌握着一切。但我的手又不屑掌握那一切。

我甚至于不喜欢呼吸他们呼吸过的空气，我生活在他们的喧闹和恶臭中太久了！

那里讲说的一切，都被误解了。那里的人用洪钟宣传着智慧，市场上的小贩却以铜钱的叮当打断了他。

在那里一切都说话，但无人知道如何去理解，一切都如落在水里。

嗨，奇异的人类呀！我曾经装扮我自己并坐在他们中间，反抗我自己而容忍了他们，并愿意说服我自己："你是傻子哟，你不懂得人们！"从前我是傻子，他们错认了我，我容忍了他们，甚于容忍我自己，我常常为这种容忍对我自己进行报复。

那些自以为善的人，我看出他们是最毒的苍蝇：他们毒害一切天真的，玷污一切纯洁的！生活在善人中间的人——慈悲教会他们说谎。慈悲为一切自由的灵魂制造窒息的空气。因为善人的虚妄不可度量。

我在那里学会了隐藏我自己和我自己的财富，因为我看出一切的人都是心灵贫乏的人。都是我的慈悲的谎话，我知道了一切的人。

我幸福地呼吸着山上的自由空气。我的鼻孔总算从一切人类的恶臭气中获救了。

我的灵魂打喷嚏了，在胜利中高喊："祝你健康！"

——查拉图斯特拉如是说。

称量世界

最近的清晨的梦中，我站在一座半岛上——我手持一架天平，称量世界。

我的梦觉得世界是这样的：可以被有时间者测量，可以被精密的衡量者称量，可以被刚健的翅膀飞越，可以被神圣的解谜者猜透。

我的梦不喜新、不厌旧、无所畏惧、别无所求、确凿地沉思着这个有限的世界，在我看来，世界所谓的恶事便是一种善的人间的事。

我感谢我的晨梦，因为我今天早晨可以称量了世界！

我现在愿意将三件最恶的事放在天平上，好好地称量它们。

教人祝福的人也教人诅咒：世界上最应诅咒的三件事是什么呢？我愿意把它们放在我的天平上。嗜欲、逐权和自私：自古以来这三件事最应被诅咒、最有恶名。

在一端我投下三种沉重的问题，另一端则放着三个沉重的答案。

嗜欲：对于自由的心是自由而无邪的，是地上的花园之快乐，是未来对于现在满满的感谢。

嗜欲：仅对衰败者是一种甘甜的毒药，对于有狮心的人却是一种大慰藉，是仔细储藏的美酒。

嗜欲：是最崇高的幸福和最崇高的希望之幸福的范本，对于许多人结婚和超于结婚是许可的。

逐权：这最是铁心者的火热的鞭子，是最残酷者为残酷者保留着的痛苦，这是焚尸场上阴沉的火焰。

逐权：是聚集在最重荣耀的民族身上的牛蝇，是一切动摇的道德之咒骂者，它骑在一切马匹和一切矜骄之上。

逐权：当最高者渴望屈服于权力，谁还称它为狂热呢？真的，在这样的渴望和卑贱之中没有病或不健全！

可以祝福的自私，唾弃一切种类的奴隶，一切卑贱的，一切屈膝的，有着不自由的、虚伪的、驯顺的种类。

说教者、厌世者和生来有奴性的人民，误用了自私——他们误用自私为道德，并名为道德！那些宣讲着我是健全而神圣的、并祝福了自私的人，这预言者，他也宣讲着他自己所知道的："看哪，那时候到了，来了啊，这伟大的日子！"

——查拉图斯特拉如是说。

我不愿向别人问我自己的路

我的舌头——是人民的舌头。

我的手——是呆子之手。

我的足——是奔马之足。

我的胃——真是一种鹰之胃吗？

我现在吃着天真的东西，并渴望飞翔，能说这本质中没有鹰的本质吗？尤其是我是重力之精灵的一个敌人，那便是鹰之本质！我的敌意无所不至了！

我能唱、也愿唱一首歌，我一个人在空屋子里，我唱给我自己听。

教人飞腾的人有一天将移走所有界标，所有界标将会飞腾，大地将为他重新洗礼，命名为轻灵者。

重力之精灵期望大地和生命对于他是沉重的。但我这样教人，凡能如鸟一样成为轻灵的人必须自爱。学习自爱，这不只是为今天和明天才有的戒律。这是一切技艺中最精巧、最新颖、最坚毅的。

重力之精灵的工作便如是：把小孩子们叫过来，不让他们自爱。

重力之精灵的工作便如是：使人不易发现，在一切人中特别不易发现自己。精神常常蒙骗了灵魂。

有些人爱僵尸，有些人爱幽灵，两者都不对我的胃口！因为我爱血！

我学会了期待，彻底地期待，但只期待我自己。我也学会了在一切之上站立、行走、奔跑、跳跃、向上爬，还有跳舞。人不能由飞腾学习飞腾！

从不同的道路和方式我达到了我的真理，我不愿向别人问我自己的路，我的所有的路程都是一种探求，是一种磨炼，真的自己必须学习回答这样的探问！

这里就是我的路，你的路在哪里呢？我这样回答了那些问我这道路的人们。因为这道路并不存在！

——查拉图斯特拉如是说。

人是要被超越的

我坐在这里等着，在残破的旧榜和写了一半的新榜之中。我的时刻何时来到呢？

当我到了人们那里，我看出他们站在古代的傲慢之上，他们都想着自己早就知道了什么是人类的善与恶。

我愿意再走向人们：我将在人们中间沉没、灭亡；我愿意给他们最丰厚的礼物！我对遥远的人们伟大的爱的要求是："别姑息你们的邻人！人是要被超越的一种东西。"

高贵的灵魂愿意一切不是白得的，至少是生命。

真实的人是少有！能真实的人仍然不愿真实！但至少善人能真实。

当水面钉了木桩，急流上搭起浮桥，这时候，说着"一切在流动"的人，是没人相信的。

从前的人信仰预言家和占星家，因此人们相信："万物是命定的：你应当，因为你不能不！"后来人类又怀疑所有的预言家和占星家，因此他们相信："万物是自由的：你能够，因为你想！"自古以来关于命运和未来，只有迷惘而没有真知，关于善恶也是如此。

哦，我的兄弟哟，我指给你们一种新的高贵：你们应当成为未来的创造者、发扬者、传播者！

"为什么人要生活？一切都是虚空！生活就是鞭打枯萎的草，生活就是自己燃烧了自己而不能得到温暖。"这谎言被当作"智慧"传下来，因为它陈旧得发霉，所以它更被尊重了。发霉也就成为高贵了。

是的，在最优良者之中也有着一些可憎恶的，最优良者也仍然是必须超越的一种东西！

哦，我的兄弟们哟，击碎了那些虔诚者的旧榜！撕碎了这些愤世嫉俗者的格言。

弱者之本质总是这样：在路途上迷失了自己。最后他们疲倦地问：我们出发到何处去呢？一切都一样！

查拉图斯特拉这样教导别人：人不应该追求成为绝症患者的医生，因此你们应当死灭！一个结束，比写一篇新诗需要更大的勇敢。

你们只该有可憎恨的仇敌，而不该有可轻视的仇敌，你们应当为你们的仇敌而骄傲。

人类夺走了一切动物的道德，因此，在一切动物中人类有着最坎坷的生命。

我希望如此：男子适于战争，女人适于生育。

人类社会是一种进取，一种长久的寻求，但它寻求一个支配者！

善人不能创造，他们总是没落的源头：他们钉死了在新榜上写新评价的人，他们为自己牺牲了未来——他们钉死了全人类的未来！

哦，我的兄弟们哟，我请你们粉碎，粉碎善人和正义者！

一轮太阳，一种不屈不挠的太阳的意志，准备在胜利的时候毁灭！哦，意志哟！一切需要的枢纽，你我的需要啊！为一种伟大的胜利而保持着自我吧！

——查拉图斯特拉如是说。

永世循环的说教者

查拉图斯特拉回到他的洞府不久后的一天，他从自己的床上跳起来，可怕地叫喊，他的鹰和蛇惊惧地看着他。

但查拉图斯特拉如是说：

“起来吧，我的深沉的思想哟，从深处起来呀，我是你的司晨之鸡，起来，起来呀！

“你醒来吧，你应该时刻保持清醒。我呼叫你，我的最深沉的思想哟！胜利哟，你来了，我听见你来了！我的深处在说话，我将我的深处移到光明里！”

查拉图斯特拉刚说完这些话，就跌倒了，像死了一样，躺了很久。

当他醒过来，脸色惨白，他不吃不喝，过了七天。他的动物日夜不离开他，只有鹰不时到外面取食，它把葡萄、红苹果、甜菜，还有两只羔羊摆在他的身旁。

七天后，查拉图斯特拉从病榻上起来，拿一个红苹果在手里，闻它的香味。于是，他的动物们知道这是对他说话的时候了。

“哦，查拉图斯特拉哟，”它们说，“现在你已经闭着眼睛躺了七天，你不再站起来吗？走出你的洞府吧，世界如同花园一样期待你，万物都渴望你。你的灵魂鼓胀，超出它的范围了。”

查拉图斯特拉如是回答：“说下去，让我听听！有语言的地方，就有和花园一样的世界。语调多可爱啊！我们的爱，伴随着声音在灿烂的虹彩之上跳舞。”

他的动物们又说：“在如同我们一样思想的人们看起来，万物都在跳舞。万物熙熙攘攘，永久轮转。万物消灭了，万物又新生了。万物分离了，万物又聚合了。永恒之路是螺旋状的呢。”

查拉图斯特拉微笑着回答：“你们怎能知道在七天之内必能完成了的！你们喜欢看我的剧痛如同人们一样吗？因为人是最残酷的动物。在一切自称为罪人、背负着十字架者、忏悔者的心中，别忽视了他们在幽诉之中的欲念！我只知道人类心中的至恶，对于他们心中的至善，是必要的。最伟大的人和最渺小的人，都太相似，太人类，——甚至于伟大的人也太人类了！”

他的动物们阻止他往下说：“别再说了，你这个新愈者！出去吧，那里的世界如同一座花园期待你。到歌唱的鸟那里去，他们学习了歌唱！”

查拉图斯特拉微笑着回答：“我必须再歌唱——我为我自己求那种安慰和那种痊愈，你们愿意作一首歌曲吗？”

“别往下说了”，他的动物又对他说，“你这个新愈者哟，你的动物看透了你是什么人，并必将成为什么人。看哪，你是永世循环的说教者——这就是你的命运！假使你现在死了，看哪，我们也知道那时候你将如何对你自己说话，但你的动物们还求你暂时不要死！我与这太阳、这大地、这鹰、这蛇，重新再来。但不是一种新的生命，或更好的生命，或相同的生命。现在已是向下者自己祝福的时候了。”

动物们说完这些话，沉默了。查拉图斯特拉闭着眼，平静地躺着，如同睡着了。他的灵魂在默想。蛇和鹰看到他这么宁静，为尊重他周围这伟大的宁静，它们小心地退开了。

慈悲是对谦卑的攻击

查拉图斯特拉在群山和森林间寻觅，终于找到了他所寻觅之人——那感到绝望而大声求救的人。因找到此等新奇的谈话者，他心中感到快活，并且充满感激！

他绕过了山岩，来到另一番景象中，来到了死亡之国——牧人们称之为“死蛇之谷”。

查拉图斯特拉又沉溺在黑暗的回忆之中，因为他好像以前来过这里。在他要离开这个不祥的地方的时候，死寂的旷野发声了，从地下发出一种声音，幽幽的悲鸣声，像黑夜中被堵塞了的水流一样，最后成为一种人的声音，它叫道："查拉图斯特拉！查拉图斯特拉！解答我的谜！说吧！什么是对证人的复仇？我要你转过来，以你的智慧解答我的谜吧，这谜就是我，说吧，我是谁？"

查拉图斯特拉听见这话，慈悲克服了他。他说：

"你是上帝的刺杀者！让我走吧。你是最丑陋的人，谁看见你，你对证人复仇！"

他想要离开，但这怪物抓着他的衣角。

"坐下！"怪物说，"除了你，我去找谁呢？坐下吧！但别看我！尊重我的丑陋吧！

"他们逼迫我！既不是他们的仇恨，也不是他们的逮捕！越逼迫人的人越容易追随别人！但那是他们的慈悲——

"我为了避开他们的慈悲，才逃来找你。你是唯一知道我的人！你看出刺杀者是什么。别的人愿在言语和态度上，把他的安慰、慈悲给我。但为那我还不愿成为一个乞丐，这你是知道的！查拉图斯特拉哟，你的羞耻，使我光荣！

"无论是上帝的慈悲，还是人类的慈悲，都是对于谦卑的攻击。不援助比去救济的道德更高贵些。但现在慈悲被一切低等人称为道德。

“一直以来，傲慢者助长了低等人的骄矜——他教训了不少的错误。

“我警告你也反对你自己。你曾经猜透了我的最善的、最恶的谜，即我自己，和我所做过的。上帝明察一切和人类，因此他不能不死！这样一个证人不死，是人类不能忍受的。”

但查拉图斯特拉还是站起来，准备走开：

“你这怪物，”他说，“你警告我别走你的路。我以赞美我的路感谢你。看，那里就是查拉图斯特拉的洞府。”

他接着说：“你不在人们和人们的慈悲之中生活了吗？好吧，如同我一样！先同我的动物们谈话！最骄傲的动物和最聪明的动物，它们会是我们两个人的适当的顾问！”

——查拉图斯特拉如是说，并走开了。

掌握给予的度

查拉图斯特拉离开了最丑陋的人，在他周围侦测要寻找他的孤寂之安慰者。看，有很多牝牛站在高丘上，越临近他们，他的心情越温暖。查拉图斯特拉跑上去将牝牛们赶跑，因为他害怕有人在这里受害，那不是牝牛之慈悲所能救助的。

看，有一个人坐在那里，好像正在对那些动物们演讲。“你在这里寻觅什么呢？”查拉图斯特拉惊异地叫起来。

“我在这里寻觅什么？”他回答，“和你一样，你这个扰乱和平者。那就是说，我在寻求大地上的幸福。

“我喜欢从这些牝牛身上学习。我告诉你，我已经和它们说了半天的话，现在大约它们要答复我了。你为什么赶跑了它们呢？我们应当学习反刍。人得到全世界而不反刍，那又有什么用？”

他换了话头。“同我说话的这人是谁？”他惊叫着并从地上跳起来，“这是查拉图斯特拉，这是大憎恨的克服者。”他热切地吻着查拉图斯特拉的手，好像突然从天外得到了珍宝一样。

“别说我，”查拉图斯特拉克制着自己的柔情，“先说说你自己！你不是曾自愿抛弃伟大财富的乞丐吗？你以财富和自己的富裕为耻，你逃到穷光蛋那里，把丰裕和善心馈赠给他们。但他们不接受你。”

“他们不接受我，”自愿的乞丐说，“所以最后我走向动物，走向牝牛们。”

“那么你现在该知道掌握好给予的度比掌握夺取的度更难，”查拉图斯特拉说，“这是一种精巧的技艺啊。”

自愿的乞丐回答：“现在所有卑贱的，都成为叛逆，不易接近，并且自己走着自己傲慢的道路。穷人是有福的，这已不再真实。天国和牝牛同在。”

“为什么天国不和富人同在呢？”查拉图斯特拉试探着问，同时赶跑了亲切地嗅着这和平者的牝牛们。

“你为什么试探我？”那人回答，“你比我还明白。现在贫与富是什么！我不知道那种区别，于是我逃到这里。”

查拉图斯特拉微笑着望着他的脸：“你这山上之说教者，在我看来，好像一个素食者，一个食用植物和树根的人，你一定有你自己的享乐。”他又说：“你该看看我的动物们，我的鹰和蛇，现在，大地上还没有它们的同类。看，那边是到我洞府的路。今晚做我的嘉宾，来和我的动物们谈谈动物们的幸福——现在离开你的牝牛群吧。”

“但有一匹牝牛是我的最爱，”自愿的乞丐回答，“哦，查拉图斯特拉哟，你比一匹牝牛更温良、更可爱。”

“起开，起开！你这马屁精！”查拉图斯特拉戏谑地叫出，“为什么你以这样的甜言蜜语唐突我？”

乞丐迅速地走开了。

太阳刚刚升起

中午的时候，太阳照射在查拉图斯特拉的头上。他经过一颗葡萄高悬的古树时，忽然觉得口渴。他想摘葡萄，刚伸出了手，他又想起别的事情——他想在这中午的时候，躺在树旁睡觉。

查拉图斯特拉躺下来，忘记了口渴而熟睡了。在睡梦中查拉图斯特拉对自己说：

“睡眠在我身上跳舞，像羽毛一样轻飘。它没让我闭眼，它让我的灵魂清醒。它劝我，抚慰我，压抑我。是的！它压抑我，因此我的灵魂疲倦了。

“啊，幸福啊！啊，我的灵魂啊，你愿歌唱吗？你躺在草地上。这神秘的庄穆的时刻，没有一个牧童吹奏。别歌唱！宁静吧！世界美满了。

“为幸福，如此微小的幸福，便可以满足！从前我如是说，且以我自己为智慧，但那是一种亵渎。我现在学会了。傻子的说话更智慧。

“什么事情发生了？听，是时间流过去了吗？我不是落下了吗？听，我不是落在永恒之泉上了吗？世界现在美满了吗？成为圆而且熟了吗？让我追赶它！快些！”

查拉图斯特拉伸伸腰，并觉得他已熟睡了。

“睡眠者，中午的睡眠者哟，起来吧！”他对他自己说，“你年迈的腿哟，站起来！这正是时候，是更急切的时候，许多平坦的大道等着你！睡多久呢？一半的永恒！好吧，现在起来，我的年老的心！在这样熟眠之后多久，你可以醒来？”

但是，他又熟睡了，他的灵魂反对他。

“起来！”查拉图斯特拉说，“你是盗时者，你是懒汉啊！哦，我的灵魂哟，你是谁！”

他怕了，因为一道阳光从天空射到他的脸上。

“哦，青天啊，”他叹息着坐起来，“你看着我吗？你听到了我奇特的灵魂了吗？永恒之泉哟，快乐又恐怖的中午之深渊，什么时候你将我的灵魂吸回给你自己？”

——查拉图斯特拉如是说，并站起来，好像从奇异的酒醉中醒来。太阳照在他的头上，看起来查拉图斯特拉没有睡得很久。

栽种最高的希望之树

这天已晚。在查拉图斯特拉离他的洞府只有二十步远的地方，他又听见大声求救的喊叫。奇怪的是，这次的喊叫是从他的洞府里传出来的。查拉图斯特拉听出来是许多声音混合在一起，虽然在远处听来，那好像是从一个人的嘴里发出来的。

他跑向自己的洞府，看！他白天碰到的人都坐在那里了：左边的王、右边的王、老魔术家、神父、自愿的乞丐、影子、明智者、悲哀的预言家和驴。查拉图斯特拉的鹰站在中间，智慧的蛇仍然缠绕在它的脖子上。

查拉图斯特拉怀着有礼貌的好奇心，轮流和每个宾客谈论他们的灵魂，又重新感到惊奇。这些来客都站起来，虔敬地等着查拉图斯特拉说话。但查拉图斯特拉如是说：

“你们，绝望的人们啊！你们，奇特的人们啊！我听到的是你们喊叫吗？现在我知道在什么地方可以找到他，我今天白天所没有找到的人：高人！

“高人坐在我的洞府里！我为什么要惊奇？你们聚集在这里，你们呼叫求助，你们使彼此的心烦恼。

“我的宾客们啊！现在是我向你们献上我的礼品的时候。

“这是我的地盘，所有属于我的人，今晚都是你们的。我的动物们将侍候你们，我的洞府便是你们的住所！和我同住的人不会绝望，在我的地盘，我能保持一切人免受野兽的威胁。这是我献给你们的第一件礼品：安全！

“第二件礼品便是我的小指头。当你们有了它，你们便有了整只手，是呀，也有了整颗心！欢迎、欢迎，我的宾客们！”

查拉图斯特拉如是说完，左边的王以他们的名义回答他：

“哦，查拉图斯特拉哟，你这样给我们你的手，你的致礼。我们认得你是查拉图斯特拉。你在我们的面前放低了架子，你几乎损伤了我们对于你的尊敬了。

“绝望的人们现在来到了你的洞府，已不再绝望，那是更高强的人们正在来寻觅你的一种预告和一种祥兆！因为他们正走在路上。

“一切不再生活下去，除非再学会了希望的人们从你那里，哦，查拉图斯特拉哟，学会了伟大的希望！”

左边的王拉起查拉图斯特拉的手，想吻他。但查拉图斯特拉拒绝了他的致敬，且惊恐地后退，逃开了，一会儿又回来，又以清澈的目光看着他的宾客，并如是说：

“我的宾客们哟，高人们哟，我率直地说，我在这山上所等的并不是你们。

“你们可以算是高人们，但你们的强毅也不足。你们的心中仍有着许多扭曲和变形。世界上还没有一个铁匠能为我把你们锤直。

“有一天你们的子孙中有人会为我生出真正的后嗣，但那时候还遥远呢。你们不是继承者。你们的到来不过是更高的高人正来寻找我的预兆而已。

“你们听到我的孩子们的什么了吗？他们正来找我了吗？我向你们的爱希求这种宾客的赠礼，你们对我说说我的孩子们。为此，我有什么不愿给予呢？为这些孩子们，这些活着的植物，这些我的意志和我最高希望的生命之树！”

——查拉图斯特拉如是说，又突然停止了，因为他的心在震动。

晚宴与更高的高人

这时，预言家打断了查拉图斯特拉和他的宾客的致礼，他抓着查拉图斯特拉的手，大叫起来：

“但查拉图斯特拉！还有一事更重要，你不是请我们吃晚餐吗？你想拿空话打发我们？你想了那么多危险，就是没想到我们死于饥饿的危险。”

查拉图斯特拉的动物们听了这话，都吓跑了。它们看出所有它们白天带回家来的东西都不能满足预言家一人的食量。

预言家接着说：“我要酒，不像你生来是喝水的。水不适宜衰老而疲惫的人，我们需要酒。”

这时候，左边的王，那沉默者，又得到说话的机会了。“关于酒，”他说，“我们已预备，我和我的兄长，右边的王，我们有着足够的酒。因此什么也不缺少了，就是没有面包。”

“面包，”查拉图斯特拉笑着回答，“隐士们就缺这个。我没有面包，却有两只山羊羔可以宰杀。但大家要一起工作。”

大家都同意了，只有自愿的乞丐反对。

他说："人到了高山和洞府是为这样的饱餐吗？"

查拉图斯特拉回答："最优良的都属于我和我自己。不给我们，我们就去夺——夺取最优良的食物、最蓝的蓝天、最刚强的思想、最漂亮的女人！"

查拉图斯特拉如是说了，右边的王回答："在智慧者的心中是最奇特的，只要他聪敏到底，不是一头驴子。"

伴随那头驴回答着"啊——恶"，开始了很长的晚宴，这就是历史上所谓的晚餐。在这里除了更高的高人，别的什么也没有谈到。

高举你们的心

我做了一件极愚蠢的事：我在市场上出现了。

在那里我对一切人说话，如同对着空无说话，我如同一具僵尸。

你们高人们哟，要知道在市场上没人相信高人们。

在上帝面前？但现在上帝已经死了！对你们来说，这上帝才是最大的危险。

我只关心超人。

高人们啊，你们感觉到蔑视，这使我有希望。因为伟大的蔑视者是伟大的虔诚者。

我的兄弟们哟，超越这些今日的支配者，这些低等的人民吧！他们对于超人是最大的危险！

我的兄弟们哟，你们有勇敢吗？你们有决心吗？

人必须成为更恶才能更善。为达到超人的最善，人类的罪恶是必要的。

假如你们要到高处，用你们自己的两条腿吧！不要让你们自己被人背到高处，不要让你们自己骑在别人的背上和头上！

别让你们被欺骗或被说服！你们的邻人是谁呢？即使你们为自己的邻人工作，你们仍然不是为他们而创造！

别追求你们能力以外的道德！别追求不可能的事情！

假使你们自己是失败，因此人类便是失败了吗？假使人类也是失败：那好，别在意！

越是更高的本质越不容易成功。高人们哟，你们不都是失败了吗？

学习自己欢笑，将细小的、美好的、完整的东西放在你们的周围。美满的事物给人希望。

避开所有绝对者的道路！他们有沉重的足和阴郁的心，他们不知道怎样跳舞。

我的兄弟们哟，将你们的心高高地举起来吧！但别忘记了你们的腿！也高举你们的腿，优秀的舞蹈家们，倘若你们能倒立在头上那就更妙了！

这大笑者之王冠，这玫瑰花之王冠！我戴上了这王冠。舞蹈者、轻盈者、预言者、大笑者，我自己戴上了这王冠了！

忘记一切忧愁的叹息，忘记一切庸俗的悲哀！

高人们哟，你们心中最坏的事是你们没有人学会跳舞，跳舞超出你们自己！失败于你们算什么呢？

仍然有着多种可能！因此，学习超出你们自己而大笑！高高举起你们的心吧！

这大笑者之王冠，这玫瑰花之王冠，我的兄弟们哟，我送这王冠给你们，高人们哟，我请你们学习——学习欢笑吧！

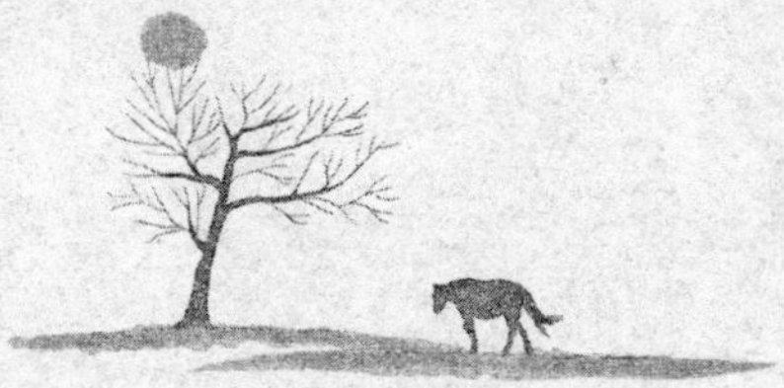